がん患者さんのための

国がん東病院
レシピ❷

症状・体調別に選べる献立を紹介！

法 研

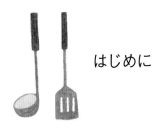

はじめに

　日本人の2人に1人ががんに罹患する時代。そんななかで、「がん」のための医療機関で仕事をする私たち栄養管理室のメンバーは、がんの患者さんやご家族のみなさんに対して、「食」の面で少しでもお役に立てるように日々頑張っております。

　がんの治療を受けていると、患者さんはいろいろな副作用に悩むことになります。副作用には、食欲不振や吐き気・嘔吐、味覚障害、口内炎・食道炎、下痢・便秘、消化器術後の異常など、食事にかかわる悩みや問題点が少なくありません。

　これらの食事の悩み、疑問などを少しでも共有し、解決していきたい、地域ぐるみでの助け合いをもっとアップしたいということで、当院では、在宅で治療を行う患者さんとそのご家族を対象として、2008年9月に「柏の葉料理教室」を開設しました。

　この料理教室では、管理栄養士である私たちが、食欲のないときや吐き気があるときなどの食事のポイントを毎回解説し、献立例と作り方をご紹介しています。参加当初は食が細く、気持ちもふさぎ込んでいた患者さんが、教室に通ううちに別人のように明るくなったり、患者さんの食事づくりに困っていたご家族が調理のコツをつかんだりと、実践的な成果が得られています。

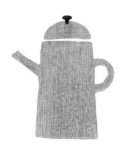

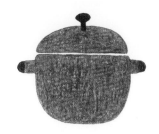

　そして、教室開始から5年が経過した頃、教室自体も100回を超えており
ました。このレシピを1冊の本にまとめることで、全国の同じ悩みをもつ患
者さんやご家族の方々に役立つはず、との趣旨から誕生したのが前作の『国
がん東病院レシピ』です（2013年9月発行、法研刊）。発行後は、実際に料
理教室に参加されたことがある方々、参加されたことはないけれど病院内で
お声をかけていただいた方々、そして全国のがんの患者さん、ご家族のみな
さんから好評のお声をたくさんいただきました。誠にありがとうございました。

　あれから約7年、料理教室が始まってもうすぐ12年になります。教室も
回を重ねて250回を迎えようとしているなか、レシピ本の第2弾をみなさん
にお届けできることになりました。

　今回も、料理教室で実際に作って好評をいただいた献立のなかから厳選
し、教室での時間をご家庭でも簡単に再現可能な「献立」にこだわって紹
介しています。この本がまた全国のがんの患者さんや家族のみなさんの手に
渡って、少しでも悩みが軽減され、「おいしかった」の言葉をいただければ、
これにまさる喜びはありません。

　みなさんも実際に教室で紹介した各献立を作って、ぜひ毎日の食事にと
り入れてください。

国立研究開発法人 国立がん研究センター東病院 栄養管理室

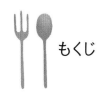
もくじ

Part 1 食欲不振

Part 2 吐き気・嘔吐

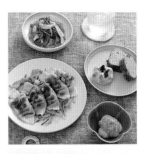
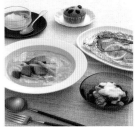
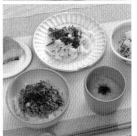
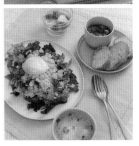
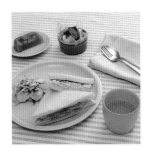

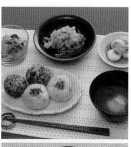

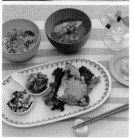

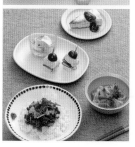

Part 3 味覚変化

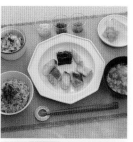

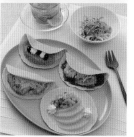

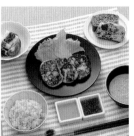

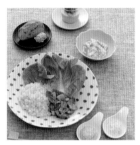

Part 4　口内炎・食道炎

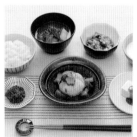

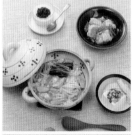

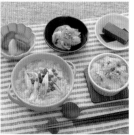

Part 5 下痢・便秘

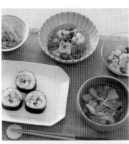
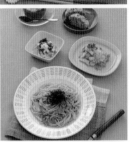
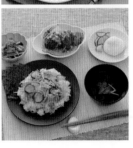

Part 6 貧血

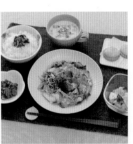
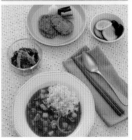

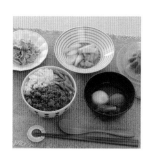

Part 7 消化器術後

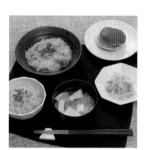

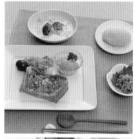

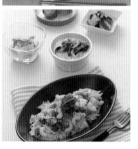

協力者一覧

◉デザイン＆DTP／門倉　泉

◉本文イラスト／市川　宏・えきもとえみこ

◉撮影調理／河合真由子（Recipe of Life）・若子みな美・高橋　結

◉フードスタイリング／宮沢史絵

◉アシスタント／桐田芽求美（調理）、中嶋美穂（スタイリング）

◉協力／KINTO　0120-34-7830　www.kinto.co.jp

◉撮影スタジオ／レンタルキッチンスペース Patia

◉校正／目崎純子

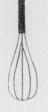

この本の使い方

このレシピ本を利用するための「使い方」をまとめてみました。

分量について

＊材料は基本的に2人分です。量はやや控えめで通常の8割程度です。ご本人だけでなく、ご家族もおいしく食べられる健康的なレシピとなっています。1人分を作る場合は、半量にすればよいのですが、材料や調味料が少なすぎてかえって作りにくいことがあります。冷凍庫などを活用し、2食分のまとめ作りに活用してください。

＊材料表の単位は
小さじ1＝5mL
大さじ1＝15mL
1カップ＝200mL です
ただし、精白米には
1カップ＝180mL＝1合
の炊飯器用カップを用いています。

■ 口当たり良好!! プリっと食感の水餃子。"温" "冷" はお好みで

冷製エビ入り水餃子

【材料（2人分）】

豚ひき肉	50g	レタス
むきエビ	30g	きゅうり
キャベツ	大1枚	にんじん
長ねぎ	4〜5cm	酢
片栗粉	小さじ1.5	しょうゆ
おろししょうが	小さじ1/2	砂糖
塩	小さじ1/6	しょうが汁
こしょう	適量	白すりごま
餃子の皮	10枚	小ねぎ

エネルギー	たんぱく質	食塩相当量
179kcal	11.3g	1.5g

食材について

＊肉は脂肪の少ない鶏むね肉や鶏ひき肉を中心に使用しています。

＊青背の魚のさば、さんま、あじ、いわし、あるいは赤身のかつお、まぐろなどは栄養価の高い魚です。しかし、脂も多いため、消化器術後の方は消化のよい白身魚など、症状に合わせて選ぶとよいでしょう。

＊野菜は計量の手間をかけないために、できるだけ個数表記をしています。中サイズが基準です。

＊だし汁と記載してあるのはかつお節と昆布でとった合わせだしです。

■ 電子レンジ調理で調理中のにおいをカット。さっぱりとした梅ソースが食

おろし玉ねぎのやわらか蒸し鶏 〜梅ソース

【材料（2人分）】

〈蒸し鶏〉

鶏むね肉	1/3枚
玉ねぎ	中1/10個
塩	小さじ1/6
砂糖	小さじ1/3
酢	小さじ1
こしょう	適量
きゅうり	1/3本
パプリカ（黄）	1/8個

〈梅ソース〉

| 梅干し |
| 水 |
| みりん |
| しょうゆ |
| 酒 |
| 和風顆粒だし |

エネルギー	たんぱく質	食塩相当量
71kcal	11.6g	1.0g

調理法について

＊硬いものが食べにくい場合のために、調理はやわらかめに茹でたり、煮たりを基本にしています。

＊調理の手間をできるだけ少なくするため、適宜、調理器具を活用しています。

●電子レンジの加熱時間は500Wを基本にしています。400Wの場合は1.2倍、600Wの場合は0.8倍にしてください。器具によっての違いもあるので、様子を見ながら調整してください。

●硬い素材を短時間にやわらかく煮上げる圧力鍋を使用しています。圧力鍋がない場合は、厚手の鍋に入れ、弱火でコトコトと気長に煮てください。焦がさないよう水分量に注意が必要です。

●刻む、練る、おろすなどの作業にはフードプロセッサーやハンドミキサーが便利です。ない場合は、包丁で粗みじん、裏ごし、すり鉢やおろし金の利用を。

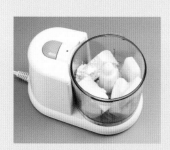

＊蒸しものは、ふっくらとやわらかく仕上がる調理法です。蒸し器がない場合には、鍋底やフライパンに皿を敷いて湯をはり、材料を入れた容器をのせる簡易な蒸し方で対応できます。

食べること・献立について

＊大切なことは、3食にこだわらず体調のよい時間帯に食べられそうなものを口にしてみるということです。栄養バランスも大事ですが、少しでも食べられたことが自信となり、食べられるようになるかもしれません。

＊色や盛りつけも食欲を促す大切な要素です。本誌掲載の料理写真には生野菜を添えたり、ハーブを飾ったりしています。彩りも楽しんでみましょう。

＊各症状の料理は、おおむね主食200〜300kcal、主菜100〜180kcal、副菜30〜100kcal、デザート100kcal前後を目安に調整してあります。症状に合わせて料理を組み合わせてご活用ください。

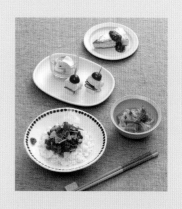

＊献立例を参考に、主食、主菜、副菜2品、デザートを基準に献立を考えてみましょう。主食は白いごはんやパンでも大丈夫です。副菜は小鉢物と、汁物などバランスよく組み合わせてください。

7つの症状・体調別レシピ

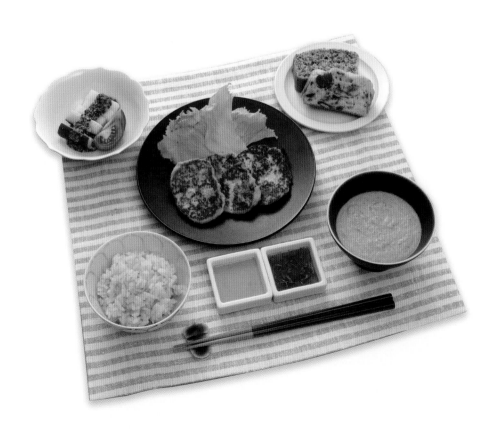

Part1 食欲不振

食欲が低下しているときに、「これなら食べられそう」というのは、さっぱり味、すっきり味、冷たいもの、つるりとのどごしがよいものがおすすめです。食べやすく栄養のあるメニュー、食べたいときにすぐ手にとれる間食を用意しておきたいものです。

食欲不振はなぜおこる

■食欲不振の原因はさまざま

食欲が低下する原因は、そもそもがんが食欲を低下させる物質を分泌していること、さまざまな消化器症状の影響、全身状態の低下、さらにはがんの発病により不安を覚え、気持ちが落ち込んでしまうといった精神状態の変化など、それぞれが一人ひとりの患者さんのなかで複雑にかかわり、「食べること」に大きな影響を与えます。

そうしたなかで、食べたいと思ったときに少しずつでも食べられるような準備をしたり、水分の補給をこまめにするなど、できることから積み重ねていくことが肝心です。

たとえば、患者さん同士で悩みを話し合えるような場に参加するのも、気持ちの整理や問題解決のヒントにつながることもあります。

【食欲不振の原因】

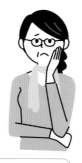

1. 消化・吸収機能の低下
便秘・下痢、お腹の張り、もたれ感、吐き気・嘔吐

2. がん治療の副作用症状
吐き気・嘔吐、口内炎・食道炎、味覚変化

3. 噛む・飲み込むが上手くいかない
高齢、入れ歯が合わない、口腔・食道の術後

4. 全身状態の不良
腫瘍からの食欲低下物質の影響、強い倦怠感、発熱、疼痛、よく眠れない

5. 精神的負担
不安、落ち込んだ気持ち

※個人の食欲不振となる原因を見つけて、それに応じた食事の工夫を行いましょう。

栄養補助食品を活用しましょう

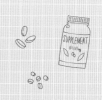

「食べられるときに食べられるものを」は食欲不振のときには有効です。ただ、いつでも手にとれるものとなると、悩むこともあるでしょう。そんなときは、濃厚流動食や栄養補助食品などを使うことをおすすめします。

栄養補助食品は、通常の食事で必要な栄養が得られないときに、効率よく栄養を補うためのものです。最近では、種類や形状、味も豊富になり、少量で飲みやすいドリンクタイプもあります。

ただ、栄養補助食品は一般のスーパーやドラッグストアに置いていないこともあります。インターネットショップや通信販売などでは充実していますので、管理栄養士に相談して教えてもらいましょう。

食欲不振がある方の食事

■食欲不振があるときの工夫

①消化・吸収機能が低下しているとき

● 胃腸の働きが弱まっている

● 吐き気・嘔吐、胸やけ、もたれ感、腹痛、下痢・便秘などの不快な症状がみられる

　➡ 消化のよい食品を中心にとり、刺激の強い食品を控え、胃腸への負担を軽減させます

※症状を和らげる薬（制吐剤・消化剤・整腸剤・緩下剤など）もあるので、医師や薬剤師に相談してみましょう。

消化のよい食品例	主食	ごはん、おかゆ、食パン、そうめん、うどん
	主菜	脂肪の少ない肉、白身魚、豆腐、納豆、卵
	副菜	繊維のやわらかい野菜（大根、にんじん、かぶ、玉ねぎ、皮むき・種とりトマト、皮むきなす、ほうれん草、キャベツ、白菜など）、いも類（じゃがいも、里いも、長いも、大和いも）
	その他	乳製品（ヨーグルト、牛乳、チーズ、乳酸菌飲料）、マヨネーズ、バター

消化の悪い食品例	消化の悪い食品例 （消化に時間がかかる食品・繊維が硬い、脂肪が多い）	硬い：繊維の硬い野菜（ごぼう、たけのこ、コーン、山菜）、いか、たこ、海藻類、きのこ、こんにゃく類 脂質が多い：脂身の多い肉（鶏皮、ばら肉、ベーコン）、揚げもの（天ぷら・フライなど）、炒めもの
	刺激が強い食品例 （消化液の分泌を高める、過度の刺激は過剰分泌を招き、不快感を伴いやすい）	刺激が強すぎる：香辛料（カラシ、カレー粉、わさび）、味が濃すぎるもの、熱すぎる・冷たすぎるもの

②がん治療の副作用があるとき

● がん治療では、がん細胞と同時に正常な細胞も障害を受ける

● 新陳代謝の活発な細胞が障害を受ける

　➡ 「吐き気・嘔吐」、「口内炎・食道炎」、「味覚変化」など、症状に合わせた食事をとりましょう

③噛む・飲み込むがうまくいかないとき

● 手術により食べる機能、飲み込む機能に変化があった、入れ歯が合わなくなったなど

　➡① 食事をやわらかく、すりつぶしやすい硬さに調整する

　　② 切り方の工夫（小さく、薄くなど）で食べやすくする

④全身状態が不良のとき

● 発熱、不眠、痛みなどのつらい症状があり、十分に食事がとれない

● がん自体による食欲低下の影響 ➡ 食べられるときにすぐとれるよう、食べやすいものを準備しておく

脱水予防のため、水分補給をこまめにする	………	スポーツドリンク、果物ジュース、汁物、お茶、水
いつでもとれる間食を準備しておく	………	おにぎり、パン、カップスープ、缶詰、レトルト食品、カップめん、ヨーグルト、プリン、クッキー、カステラ
体を起こせない場合は、手でつかめるものを準備	………	おにぎり、サンドウィッチ、菓子パン、肉まん、ハム・ウインナー、スティック野菜、チーズ、ひと口果物・アイス、ゼリー飲料

⑤精神的な不安があるとき

● がんの発病により不安を覚え、気持ちが落ち込んでしまう

　➡ 医師や家族などと話しているうちに、心がつらい状況にありながらも、次第に現実的な適応が可能になって、落ち着いて物事に対して前向きになっていきます。食事も食べられるときにとっておくことも大切です。

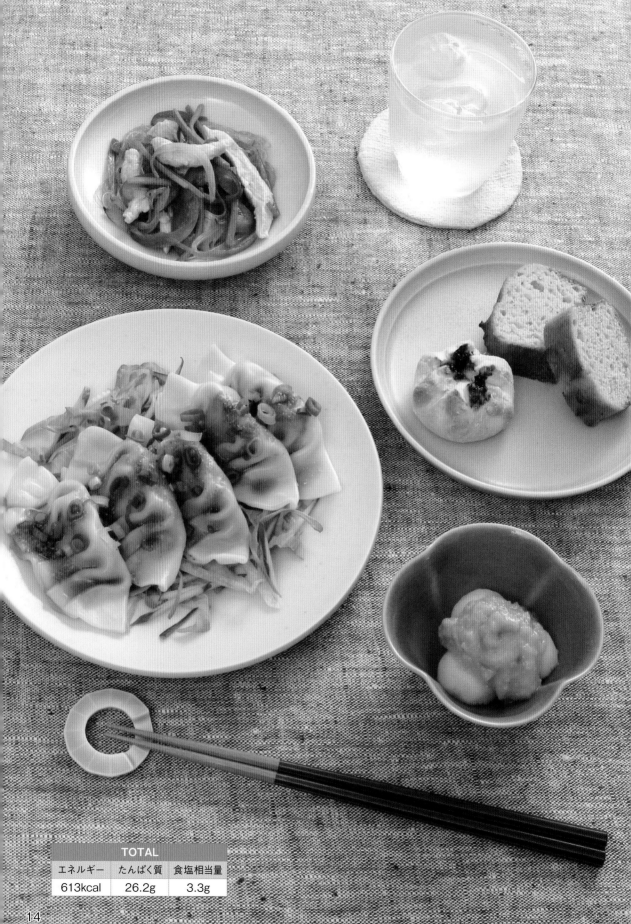

TOTAL		
エネルギー	たんぱく質	食塩相当量
613kcal	26.2g	3.3g

食欲不振のときは、
消化のよいものを組み合わせて

冷製エビ餃子と春雨炒めの
さっぱり献立

- 発酵いらずの2種の簡単変わりパン（味噌パン・クリームのりつくパン）
- 冷製エビ入り水餃子
- しっとり鶏ささみの春雨炒め
- 豆腐白玉 〜そら豆ミルクあん
- さわやか青しそジュース

分割食にもおすすめの簡単手作りパン
発酵いらずの2種の簡単変わりパン

味噌の香りが食欲をそそる和風パン
味噌パン

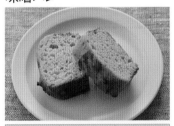

エネルギー	たんぱく質	食塩相当量
117kcal	2.6g	0.7g

【材料（6人分）】

ホットケーキミックス······1カップ
味噌 ·····················大さじ1
ヨーグルト ················大さじ2
砂糖 ···················大さじ1.5
卵 ·····················M玉1/2個
サラダ油 ·················大さじ1

【作り方】

① ボウルに、味噌、ヨーグルト、砂糖、卵、サラダ油、ホットケーキミックスの順によく混ぜながら加える。
② パウンドケーキ型（17〜18cm）に①を流し入れる。170℃に予熱したオーブンで15〜20分程度焼く。
③ 切り分け、器に盛る。

クリームチーズ + のり佃煮の変わりパン
クリームのりつくパン

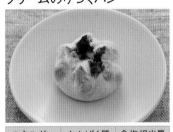

エネルギー	たんぱく質	食塩相当量
100kcal	2.8g	0.6g

【材料（2人分）】

ホットケーキミックス·····大さじ4.5
牛乳 ·····················小さじ1
ヨーグルト ················小さじ2
打ち粉（小麦粉）···········適量
のりの佃煮 ················10g
クリームチーズ ···········10g

【作り方】

① ビニール袋に、ホットケーキミックス、牛乳、ヨーグルトを入れ、よくこねる。
② まな板などに打ち粉をし、①の生地を手で伸ばす。のりの佃煮、クリームチーズを真ん中に置き、包み、成形する。
③ 200℃に予熱したオーブンで7〜8分焼く。

冷製エビ入り水餃子

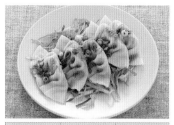

エネルギー	たんぱく質	食塩相当量
179kcal	11.3g	1.5g

【材料（2人分）】

豚ひき肉	50g	レタス	中1枚
むきエビ	30g	きゅうり	1/4 本
キャベツ	大1枚	にんじん	10g
長ねぎ	4〜5cm	酢	小さじ2
片栗粉	小さじ 1.5	しょうゆ	小さじ3
おろししょうが	小さじ 1/2	砂糖	小さじ 1/3
塩	小さじ 1/6	しょうが汁	小さじ 1/2
こしょう	適量	白すりごま	小さじ 1/2
餃子の皮	10 枚	小ねぎ	1/2 本

【作り方】

❶ むきエビ、キャベツ、長ねぎは粗みじん切りにする。

❷ 小ねぎを小口切りにする。

❸ レタスは太めのせん切りにし、さっと茹でる。にんじんは皮をむいてせん切りにして茹でる。きゅうりはせん切りにする。

❹ ボウルに、豚ひき肉、塩、こしょうを入れ、粘りが出るまでこねる。①、片栗粉、おろししょうがを加え、よく混ぜ合わせる。

❺ 餃子の皮に④のたねをのせ（縁に水をつけ）好みの形に包む。

❻ 鍋に湯を沸かし、⑤を茹でる。浮き上がってから1〜2分茹で、水に放つ。

❼ ボウルに②、酢、しょうゆ、砂糖、しょうが汁、白すりごまを入れ、よく混ぜる。

❽ 器に、冷やした③、⑥を盛り、⑦をかける。②を散らす。

しっとり鶏ささみの春雨炒め

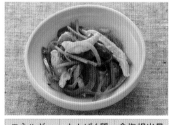

エネルギー	たんぱく質	食塩相当量
74kcal	5.0g	0.5g

【材料（2人分）】

鶏ささみ	小1本	鶏がら顆粒	小さじ 1/3
片栗粉	小さじ 1.5	オイスターソース	小さじ 1/2
春雨	10g	しょうゆ	小さじ 1/6
玉ねぎ	中 1/10 個	ごま油	小さじ1
にんじん	10g		
ピーマン	1/2 個		

【作り方】

❶ 鶏ささみは筋をとり、細切りにする。片栗粉をまぶし、茹でる。

❷ 玉ねぎは皮をむき、細切りにする。にんじんは皮をむき、せん切りにする。ピーマンは種をとり、せん切りにする。

❸ 春雨は茹で、水気をきっておく。

❹ 熱したフライパンにごま油を引き、玉ねぎ、にんじんを炒める。しんなりしてきたら、①、ピーマン、③、鶏がら顆粒、オイスターソース、しょうゆを加える。さっと炒め、器に盛る。

豆腐を練り込み白玉の栄養価をアップ。夏が旬の食材を使用した少量高栄養デザート

豆腐白玉 〜そら豆ミルクあん

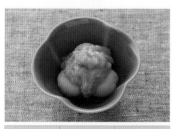

エネルギー	たんぱく質	食塩相当量
104kcal	4.4g	0.0g

【材料（2人分）】

そら豆 ……………… 10粒程度
砂糖 …………………… 小さじ1
牛乳 …………………… 小さじ4
練乳 …………………… 小さじ1
白玉粉 ………………… 大さじ3
絹ごし豆腐 …………… 1/10丁

【作り方】

① そら豆は茹で、薄皮をむく。

② ①をすり鉢などですりつぶす（大量の場合はミキサーなどで代用可）。

③ 鍋に②、砂糖、牛乳、練乳を入れる。混ぜながら加熱する。ひと煮立ちさせ、冷蔵庫で冷やす。

④ ボウルに白玉粉、絹ごし豆腐を入れ、よく混ぜる。耳たぶ程度の硬さになるように水分を加え、ひと口大に丸く成形する。

⑤ 鍋に湯を沸かし、④を入れる。浮き上がってから1〜2分加熱し、冷水にとる。

⑥ 器に水気をきった⑤を盛り、③をかける。

すっきりとした酸味と甘みを活かした

さわやか青しそジュース

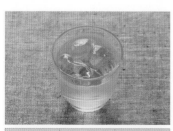

エネルギー	たんぱく質	食塩相当量
39kcal	0.1g	0.0g

【材料（2人分）】

大葉 …………………… 6枚程度
水 …………………… 2カップ強
砂糖 …………………… 大さじ2
酢 …………………… 大さじ1.5

【作り方】

① 鍋に湯を沸かし、よく洗った大葉を入れ、3〜4分煮出す。

② 大葉をとりだし、砂糖を溶かす。粗熱がとれたら酢を加え、冷蔵庫でよく冷やす。

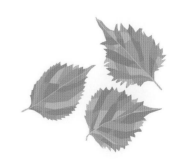

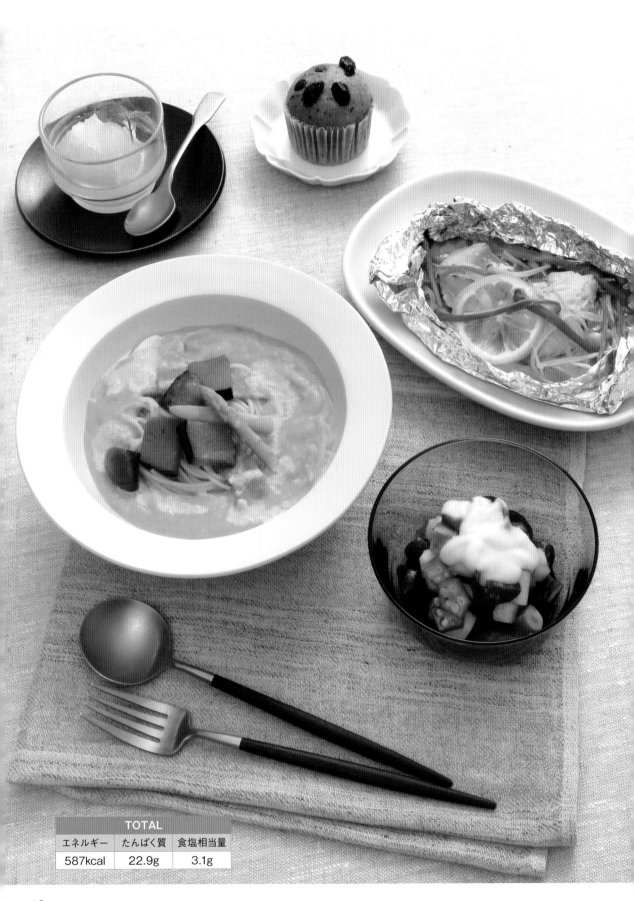

TOTAL		
エネルギー	たんぱく質	食塩相当量
587kcal	22.9g	3.1g

のどごしがよく、
良質のたんぱく質が効率よくとれる

冷製スープパスタとホイル焼きの
しっとり献立

- ■ ハーフサイズ！ かぼちゃ冷製スープパスタ
- ■ 鶏むね肉のしっとりホイル焼き ～塩レモン風味
- ■ 彩りサラダ　～なめらかフレンチジュレ
- ■ 手作りジンジャーシャーベット
- ■ 抹茶黒豆蒸しパン

小盛の食べきりサイズ。濃厚なスープも冷やすことで食べやすく

ハーフサイズ！ かぼちゃ冷製スープパスタ

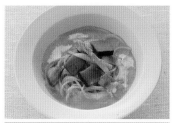

エネルギー	たんぱく質	食塩相当量
305kcal	9.3g	1.7g

【材料 (2人分)】

乾燥スパゲッティ
　　　　80g（茹でスパゲッティ200g)
〈かぼちゃスープ〉
かぼちゃ・・・・・・・・・・・・・・・・・ 100g
玉ねぎ・・・・・・・・・・・・・・ 中 1/5 個
バター・・・・・・・・・・・・・・・・ 小さじ1
水・・・・・・・・・・・・・・・・・・・ 大さじ5強
コンソメ顆粒・・・・・・・・・・・ 小さじ1
牛乳・・・・・・・・・・・・・・・・ 1/2 カップ
塩・・・・・・・・・・・・・・・・・・ 小さじ 1/6

マッシュルーム・・・・・・・・・・・・・1個
ベーコン・・・・・・・・・・・・・・・ 1/2 枚
かぼちゃ・・・・・・・・・・・・・・・・・ 20g
オリーブ油・・・・・・・・・ 小さじ 1/2
白ワイン・・・・・・・・・・・・・ 小さじ1
塩・・・・・・・・・・・・・・・・ ひとつまみ
こしょう・・・・・・・・・・・・・・・・・適量
アスパラガス・・・・・・・・・・・・・1本
生クリーム・・・・・・・・・・・ 小さじ1

※かぼちゃスープは市販のスープでも代替可能です。調理の手間を軽減できますので、ぜひお試しください。

【作り方】

① スパゲッティは塩茹で（分量外）し、しっかりと冷やしておく。

② ソース用のかぼちゃは皮をむき、小さめの角切りにする。玉ねぎは粗みじん切りにする。

③ 鍋にバターを入れて熱し、②を軽く炒める。水を加え、やわらかくなるまで煮る。

④ ③をミキサーに入れ、ペースト状にする（裏ごすとよりなめらかになります）。

⑤ ④を鍋に戻し、コンソメ顆粒、牛乳を加え、ひと煮立ちさせる。塩で味をととのえ、冷蔵庫でよく冷やす。

⑥ マッシュルームは4つ割に切る。ベーコンは短冊切りにする。

⑦ 熱したフライパンにオリーブ油を引き、かぼちゃは皮つきで食べやすい大きさにスライスして入れる。ある程度火が通ったら、マッシュルーム、ベーコンを加える。白ワイン、塩、こしょうを加え、さっと炒める。

⑧ アスパラガスは塩茹で（分量外）し、4等分に切る。

⑨ 器にスパゲッティを盛り、⑤のスープをかける。⑦、⑧をのせ、生クリームを回しかける。

鶏むね肉のしっとりホイル焼き ～塩レモン風味

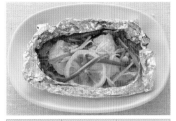

【材料（2人分）】

鶏むね肉	1/3枚	ピーマン	1/4個
塩麹	小さじ2	えのきたけ	30g
玉ねぎ	中1/6個	酒	小さじ1/2強
にんじん	1/8本	レモン	輪切り2枚

エネルギー	たんぱく質	食塩相当量
66kcal	9.8g	0.7g

【作り方】

① 鶏むね肉はそぎ切りにし、ビニール袋に入れる。

② ①に塩麹を加え、よくもみ込む。空気を抜くように口を閉じる。冷蔵庫で半日程度なじませる。

③ 玉ねぎ、にんじんは皮をむき、せん切りにする。ピーマンはヘタをとり、せん切りにする。えのきたけは石づきを落とし、4～5cmに切る。野菜を混ぜ合わせておく。

④ アルミホイルに②の鶏むね肉、③の野菜を交互に並べる。酒をふりかけ、レモンをのせる。口をしっかりと閉じる。

⑤ 250℃に予熱したオーブンで15分程度焼く。

彩りサラダ ～なめらかフレンチジュレ

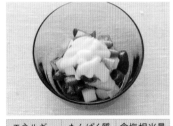

【材料（2人分）】

ミニトマト	4個	りんご	1/10個
きゅうり	1/5本	フレンチドレッシング	大さじ1
オクラ	2本	水	小さじ1
塩	適量	粉ゼラチン	小さじ1/2
アボカド	1/5個		

エネルギー	たんぱく質	食塩相当量
58kcal	0.7g	0.4g

【作り方】

① ミニトマトは4つ割に切る。きゅうりは小さめの角切りにして塩もみする。オクラは塩茹でし、小口切りにする。アボカドは皮をむき、小さめの角切りにする。りんごは芯をとり、小さめの角切りにする。

② 耐熱容器に水を入れ、粉ゼラチンをふり入れ、よく混ぜる。電子レンジで透明になるまで、30秒程度加熱する。

③ 容器にフレンチドレッシングを入れ、②を加え、よく混ぜる。冷蔵庫で冷やし固め、フォークなどでお好みの大きさに崩す。

④ 器に①を盛りつけ、③をのせる

※①は好みに合わせ、みじん切りにし混ぜ合わせてもよい。

清涼感のある手作り甘味。しょうがの風味＋レモンの風味で食欲アップ

手作りジンジャーシャーベット

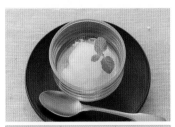

エネルギー	たんぱく質	食塩相当量
58kcal	0.1g	0.0g

【材料（2人分）】

おろし生しょうが	小さじ1強
レモン汁	小さじ1弱
はちみつ	小さじ1
砂糖	大さじ2.5
水ⓐ	1/2カップ
粉ゼラチン	小さじ1/6
水ⓑ	小さじ1

【作り方】

❶ 耐熱皿に水ⓑを入れ、粉ゼラチンをふり入れ、よく混ぜる。電子レンジで透明になるまで、1分程度加熱する。

❷ 鍋に水ⓐ、はちみつ、砂糖を入れ、煮溶かす。

❸ ②に①を加え、よく混ぜる。粗熱がとれたら、おろし生しょうが、レモン汁を加え、よく混ぜる。

❹ 容器に③を流し入れ、冷凍庫に入れる。30分おき程度に全体をかき混ぜ、冷やし固める。器に盛る。

間食におすすめの少量高栄養蒸しパン。ホットケーキミックスで手軽に作れる

抹茶黒豆蒸しパン

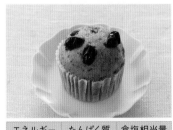

エネルギー	たんぱく質	食塩相当量
100kcal	3.0g	0.3g

【材料（2人分）】

ホットケーキミックス	大さじ2.5
抹茶	小さじ1/2
卵	M玉1/5個
牛乳	大さじ1
砂糖	小さじ2
サラダ油	小さじ1/2
黒豆煮（市販）	10粒程度

【作り方】

❶ ボウルに卵、牛乳、砂糖、サラダ油を入れ、よく混ぜる。

❷ ①に抹茶を加え、さらに混ぜる。

❸ ②にホットケーキミックスを少量ずつ加え、よく混ぜ、なじませる。

❹ マフィンカップやココットに③を流し入れ、黒豆をのせる。

❺ 蒸し器で10〜15分程度蒸す。

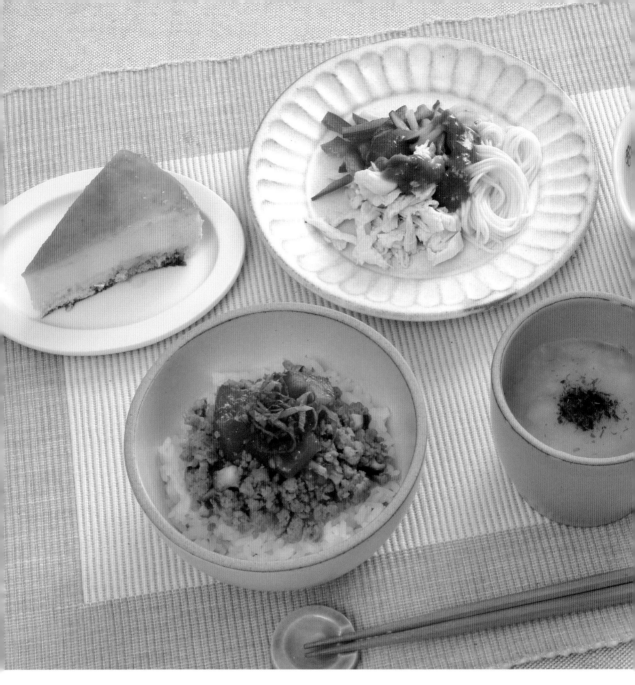

少量でも栄養豊富、薬味などの風味で食欲アップ！

そぼろ小丼と彩りそうめんの
すっきり献立

■ さわやかトマトのそぼろ小丼
■ 彩りそうめん 〜からし酢味噌かけ
■ 昆布茶風味の和風サラダ
■ じゃがいものすり流し汁
■ ２層のなめらかプリンケーキ

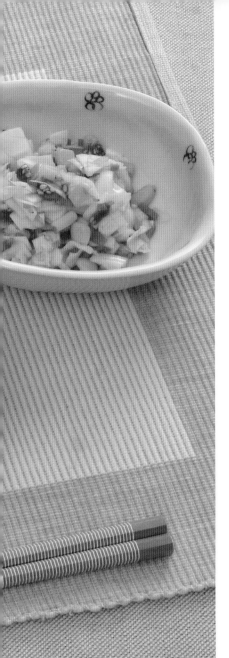

生しょうが風味のトマト&肉そぼろ
食べきりサイズの小丼ながら栄養豊富

さわやかトマトのそぼろ小丼

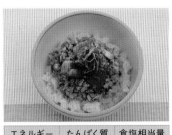

エネルギー	たんぱく質	食塩相当量
271kcal	10.9g	0.8g

【材料（2人分）】

ごはん	200g
豚ひき肉	80g
しいたけ	中1枚
しょうゆ	小さじ1
みりん	小さじ1
酒	小さじ1/2
おろししょうが	小さじ1/2
トマト	1/4個
みじん切りしょうが	小さじ1/2
ごま油	小さじ1/4
塩	ひとつまみ
大葉	1枚

【作り方】

❶ しいたけは石づきを落とし、粗みじん切りにする。

❷ ボウルに①、豚ひき肉、しょうゆ、みりん、酒を入れ、よく混ぜる。

❸ フライパンに②を入れ、弱火で炒める。火が通ったらおろししょうがを加え、さっと炒める。

❹ トマトは大きめの角切りにする。

❺ ボウルにみじん切りしょうが、ごま油、塩を入れ、よく混ぜる。④を加え、さっと和える。

❻ 大葉はせん切りにし、流水で洗い、水気をよく絞る。

❼ 茶碗にごはんを盛る。③を盛り、⑤をのせ、⑥を添える。

TOTAL		
エネルギー	たんぱく質	食塩相当量
605kcal	25.2g	2.9g

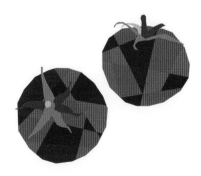

彩りそうめん 〜からし酢味噌かけ

主食にも副食にも使えるアレンジそうめん。少量のからしがアクセントになり食欲アップ

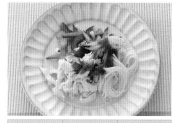

エネルギー	たんぱく質	食塩相当量
96kcal	5.8g	0.8g

【材料 (2人分)】

そうめん (乾)	15g	味噌	小さじ2
鶏ささみ	1/2 本	砂糖	小さじ2
酒	小さじ1	だし汁	小さじ1
きゅうり	1/5 本	酢	小さじ 2/3
塩	適量	練りからし	適量
パプリカ (赤)	1/6 個		

【作り方】

① そうめんは茹で、流水で洗い、水気をきっておく。

② 鶏ささみは鍋に水 (2カップ・400mL)、酒を入れ、水から茹で、沸騰直前に火を止め、ふたをして茹で汁ごと冷ます。細かくほぐしておく。

③ きゅうりはせん切りにする。塩もみし、洗って水気を絞っておく。

④ パプリカ (赤) はヘタ、種をとり、薄切りにする。

⑤ ボウルに味噌、砂糖、だし汁、酢、練りからしを入れよく混ぜ合わせる。

⑥ 器に①、②、③、④を盛りつけ、⑤をかける。

昆布茶風味の和風サラダ

すっきりとした酸味を活かした和風サラダ。たっぷり野菜もみじん切りで食べやすく

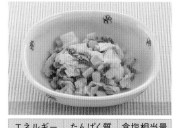

エネルギー	たんぱく質	食塩相当量
48kcal	1.9g	0.6g

【材料 (2人分)】

キャベツ	大1〜2枚	梅干し	1/2粒
にんじん	中1/8本	レモン汁	小さじ1
セロリ	1/4本	白炒りごま	小さじ2
塩	適量	昆布茶	小さじ 3/4
コーン	20g		

【作り方】

① キャベツは粗みじん切りにする。にんじんは皮をむき、みじん切りにする。セロリは根元の皮をむき、粗みじん切りにする。

② ボウルに①、塩を入れ、よくもむ。水気をよく絞る。

③ 梅干しは種をとり、つぶしておく。

④ ボウルに③、レモン汁、白炒りごま、昆布茶を入れ、よく混ぜる。

⑤ ④に②、コーンを加え、さっと和える。

お好みに合わせて"温""冷"調節可能

じゃがいものすり流し汁

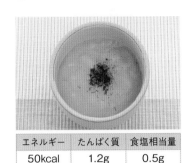

エネルギー	たんぱく質	食塩相当量
50kcal	1.2g	0.5g

【材料（2人分）】

じゃがいも	中1個
かぶ	小1個
だし汁	3/4 カップ
しょうゆ	小さじ1弱
酒	小さじ1
塩	みつまみ
青のり	適量

【作り方】

❶ じゃがいも、かぶは、皮をむき、ひとくち大に切る。

❷ 鍋にだし汁、①を入れ、火にかける。じゃがいもがやわらかくなるまで煮る。

❸ 火から下ろし、②をミキサーで撹拌する。

❹ ③を再び火にかけ、しょうゆ、酒、塩を加え、ひと煮立ちさせる。

❺ 器に盛り、青のりをふる。

間食におすすめの少量高栄養デザート。なめらか＆しっとりで口当たりもよい

2層のなめらかプリンケーキ

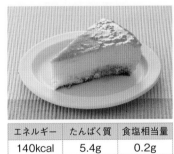

エネルギー	たんぱく質	食塩相当量
140kcal	5.4g	0.2g

【材料（8人分、18cm ケーキ型1台）】

〈カラメルソース〉

砂糖	大さじ4
水	1/2 カップ
熱湯	小さじ4

〈プリン液〉

牛乳	1/2 カップ
砂糖	大さじ4
卵	M玉3個
バニラエッセンス	適量

〈スポンジ生地〉

卵	M玉1個
砂糖	大さじ4
薄力粉	大さじ3
バター	小さじ2
バター（型に塗る用）	適量

【作り方】

〈カラメルソースの作り方〉

❶ 鍋に砂糖、水を入れ、弱火で煮詰めていく。色づいたら熱湯を加え、よく混ぜる。バターを塗った焼き型（18cmケーキ型）に流す。

〈プリン液の作り方〉

❷ 鍋に牛乳、砂糖を入れ、火にかける。焦げないように煮溶かす。

❸ 卵を割りほぐし、②を少しずつ加え、泡立たないように混ぜる。

❹ ③をこし、バニラエッセンスを加え、よく混ぜる。

〈スポンジ生地の作り方〉

❺ オーブンを160℃に予熱しておく。

❻ ボウルに卵、砂糖を入れ、泡立て器でしっかりと泡立てる。

❼ ⑥にふるった薄力粉を少しずつ加え、さっくりと混ぜ合わせる。

❽ ⑦に溶かしバターを加え、さっくりと混ぜる。

❾ ①にプリン液、スポンジ生地の順で流し入れる。

❿ 160℃に予熱したオーブンの天板に⑨をのせ、熱湯を加え、40分程度蒸し焼きにする。

⓫ 粗熱がとれたら裏返して器にあけ、切り分けて器に盛る。

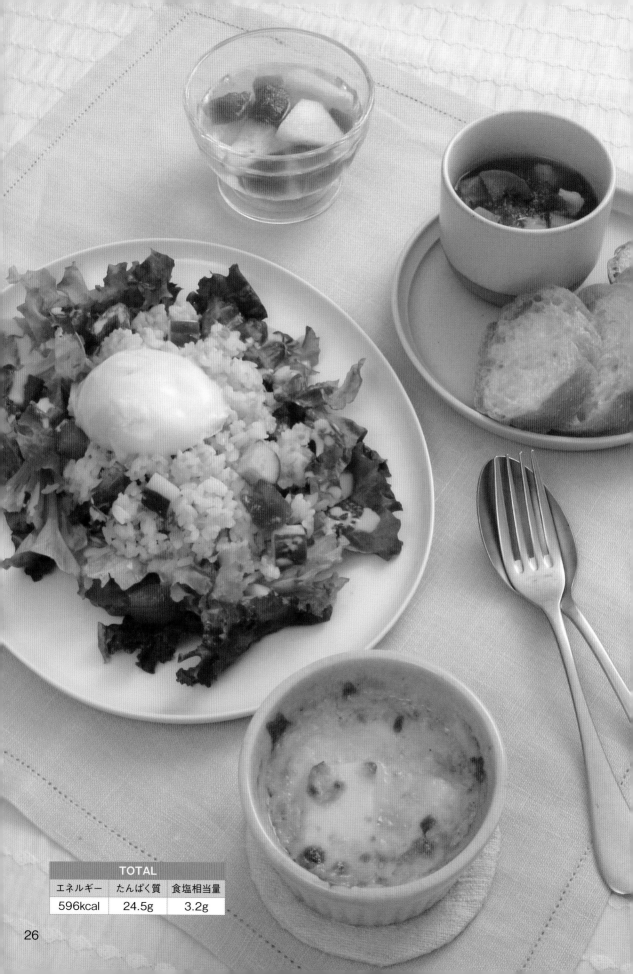

TOTAL		
エネルギー	たんぱく質	食塩相当量
596kcal	24.5g	3.2g

シャキシャキ食感や
柑橘系の味わいが食欲をそそる！

サラダごはんと豆腐ココットの
さわやか献立

- ■ 柑橘酢飯の小盛サラダごはん
- ■ とろっと豆腐のココットグラタン
- ■ 簡単ミネストローネ ～フランスパン添え
- ■ 梨とスイカのしゅわしゅわゼリー

お好みの柑橘類を使ったさわやか酢飯。シャキシャキ食感＋柑橘の風味で食欲アップ

柑橘酢飯の小盛サラダごはん

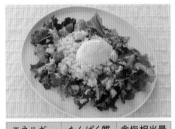

エネルギー	たんぱく質	食塩相当量
316kcal	12.1g	1.4g

【材料（1合分：約3人分）】

精白米 ･･････････････････1合	トマト ････････････････中1/3個
寿司酢 ･････････････････1合分	きゅうり ･････････････････1/3本
ゆずまたはレモンの皮（おろしたもの）	マヨネーズ ･･････････大さじ1.5
･･････････････ 小さじ1/4	牛乳 ･････････････････小さじ1/2
鮭フレーク ･････････････････50g	ゆずまたはレモン果汁
温泉卵 ･･････････････S玉3個	･････････････････小さじ1/2
サニーレタスやベビーリーフなど	しょうゆ ･･･････････････小さじ1
････････････････60g 程度	

【作り方】

① 精白米は水量を通常より少なめに設定し、硬めに炊飯する。

② ①に寿司酢、柑橘類の果皮のおろしたものを加え、切るように混ぜる。鮭フレークを加え、さっと混ぜ合わせ、粗熱をとる。

③ サニーレタスなどはひとくち大にちぎり、水気をよくきっておく。

④ 湯むきしたトマト、きゅうりはサイコロ大に切る。

⑤ 容器にマヨネーズ、牛乳、柑橘類の果汁、しょうゆを入れる。よく混ぜ合わせ、ビニール袋に入れる。

⑥ 器に③のレタスをしき、②の酢飯を盛り、④の野菜を散らす。中央に温泉卵を割り落とす。

⑦ ⑤のビニール袋の端を切り、⑥にかける。

食べきりサイズのミニココットグラタン。効率よくエネルギー＆たんぱく質がとれる

とろっと豆腐のココットグラタン

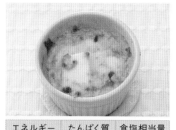

【材料 (2人分)】

絹ごし豆腐	1/5 丁	牛乳	1/4 カップ
鶏ひき肉	10g	コンソメ顆粒	小さじ1/6
玉ねぎ	中 1/10 個	ねりごま	小さじ1/2
ピーマン	1/4 個	味噌	小さじ1/3
バター	小さじ 1/4	こしょう	適量
小麦粉	小さじ2	チーズ	10g

エネルギー	たんぱく質	食塩相当量
94kcal	5.8g	0.4g

【作り方】

① 絹ごし豆腐はひとくち大に切り、水気をよくきっておく。

② 玉ねぎ、ピーマンはみじん切りにする。

③ フライパンにバターをしき、火にかける。温まったら、鶏ひき肉、②を加え、しんなりするまで炒める。

④ ③に小麦粉をふり入れ、よく炒める。

⑤ ボウルに牛乳、コンソメ顆粒、ねりごま、味噌、こしょうを入れ、よく混ぜ合わせる。

⑥ ④に⑤を少しずつ入れ、ダマにならないように混ぜ合わせていく。焦げないようにとろみがつくまで加熱する。

⑦ ココットなどの耐熱容器に①を入れ、⑥のソースをかける。チーズをのせ、250℃に予熱したオーブンで5〜7分焼く。

圧力鍋の活用で短時間調理可能

簡単ミネストローネ ～フランスパン添え

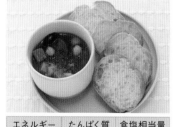

【材料 (2人分)】

あさり水煮	15g	水	1カップ
ミックスビーンズ	10g	コンソメ顆粒	小さじ 2/3
じゃがいも	小1個	塩	小さじ 1/10
にんじん	1/8 本	こしょう	適量
玉ねぎ	中 1/10 個	ローリエ	1枚
なす	1/4 個	乾燥バジル	適量
トマト水煮缶	50g	フランスパン (スライス)	4枚
白ワイン	小さじ 1/2		

エネルギー	たんぱく質	食塩相当量
125kcal	5.5g	1.4g

【作り方】

① じゃがいも、にんじん、玉ねぎは皮をむき、サイコロ大に切る。なすはヘタをとり、サイコロ大に切り、水にさらす。

② 圧力鍋に①、あさり水煮、ミックスビーンズ、トマト水煮、白ワイン、水、コンソメ顆粒、塩、こしょうを入れ、よく混ぜる。ローリエを入れふたを閉める。

③ 火にかけ、沸騰したら中火にし、5〜7分加圧して火を止める。

④ 自然減圧後、ふたを開け、器に盛る。乾燥バジルをふる。

⑤ フランスパンをトースターで焼き、添える。

のどごし良好な炭酸ゼリー。水分補給も兼ねたみずみずしいデザート

梨とスイカのしゅわしゅわゼリー

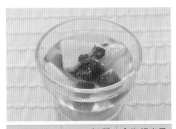

エネルギー	たんぱく質	食塩相当量
61kcal	1.1g	0.0g

【材料（2人分）】

梨（果肉のみ）	‥‥‥‥‥‥‥‥ 40g
スイカ（果肉のみ）	‥‥‥‥‥‥ 40g
サイダー（常温）	‥‥‥‥ 1/2 カップ
水	‥‥‥‥‥‥‥‥‥‥‥ 小さじ2
はちみつ	‥‥‥‥‥‥‥‥ 小さじ2
粉ゼラチン	‥‥‥‥‥ 小さじ 2/3
ハーブ（あれば）	‥‥‥‥‥‥‥適量

【作り方】

① 梨は皮をむき、芯をとり、ひとくち大に切る。スイカは皮をむき、種をとり、ひとくち大に切る。

② 鍋に水、はちみつ、粉ゼラチンを入れ、火にかける。焦げないようによく混ぜ、完全に煮溶かす。

③ サイダーに②を入れ、炭酸が抜けないように混ぜる。

④ 器に①の果物を入れ、③のゼリー液を流し入れ、冷蔵庫で冷やし固める。

⑤ あればハーブを添える。

---

column 下ごしらえでやわらかくする工夫を

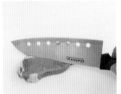

厚みのある肉をたたく
包丁の刃先で筋を切ったり、背でたたいて繊維をこわすと、やわらかく噛みやすくなる。

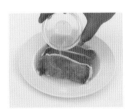

肉をしょうが汁に浸ける
しょうが汁、おろし玉ねぎ、ヨーグルトなどには肉のたんぱく質をやわらかくする性質が。

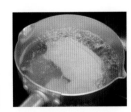

かたまり肉は煮込む
肉の組織がこわれてやわらかくなる。角煮の下ゆで、シチューなど。硬い根菜も同様に。

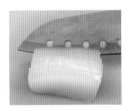

いかは切れ目を入れる
噛み切りにくい、いかやほたて貝柱のような食材にはあらかじめ格子に切れ目を入れる。

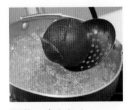

野菜の皮をむく
トマトは熱湯に通して湯むき。皮の硬さが気になるときはパプリカ、なすなども皮をむいて。

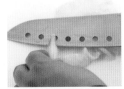

野菜の芯や筋を処理
キャベツの芯はゆでてそぎとる。野菜の筋も包丁の腹でたたいてやわらかくすると食べやすい。

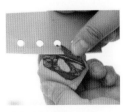

面とりをする
切り口の角をそぎとる面とりは煮くずれを防ぎ、口当たりをよくする。

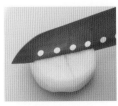

隠し包丁を入れる
大根やなす、こんにゃくなどに。切り込みで、火の通りがよく、食べやすくなり、味もしみ込む。

Part2 吐き気・嘔吐

がんの治療中でもっとも多い症状の一つが吐き気・嘔吐です。無理やり食べようとすれば、よけいにつらくなります。調子のよいときを選び、胃に負担をかけない消化のよいものを中心に、食べきれる小盛りの食事をとりましょう。気になる食べものや調理のにおいを抑える工夫も重要です。

吐き気・嘔吐はなぜおこる

■嘔吐中枢が刺激されておこる。無理せず静かな環境で安静に

吐き気や嘔吐は、何らかの原因で延髄にある嘔吐中枢が刺激されることによっておこります。刺激を与える要因としては、抗がん剤や放射線の照射の影響、がんによる消化管の圧迫、緊張や不安、不快なにおい、音、味覚などがあります。

なお、化学療法によっておこる吐き気・嘔吐に対しては、治療が進歩していて、事前に制吐剤が準備され、できるだけの予防策が講じられるようになっています。

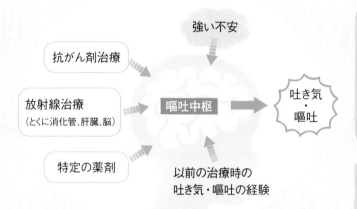

【がんの患者さんにおける吐き気の原因】

強い不安

抗がん剤治療

放射線治療
（とくに消化管、肝臓、脳）

特定の薬剤

嘔吐中枢

以前の治療時の
吐き気・嘔吐の経験

吐き気・嘔吐

【嘔吐による体への影響】

栄養分、水分、電解質の損失
（食べたものと消化液が失われる）
＋
栄養補給量が低下
（食事摂取量の減少）

苦しい経験、不安感

●脱水 ●栄養状態の悪化
●体力・免疫力の低下
●精神的負担の増大

こんなときは相談・受診してください

吐き気・嘔吐が頻繁に続くと、体調に大きく関わるので、次のような場合は病院に相談や受診をしましょう。

● **吐物から便臭がする、吐物に血液が混じる**
● **回数や量に関係なく、食事や水分摂取が全くできない時期が2日以上続く**
● **腹痛や頭痛、発熱、脱力感などが激しい**
● **尿量が減少**

（通常1〜1.5L／日の尿量が30〜500mL/日以下に減少した場合・年齢や個人差がある）

症状を軽くしたり、改善したりするための患者自身の注意点

● 楽な姿勢をとり安静にする
● レモン水や冷たい番茶などでうがいをして口腔内を清潔にする
● 汚物は早めに片付けて、不快感を減らす
● 寝具や衣類、身の回りを清潔にする
● 落ち着いて静かな環境で過ごす
● 電解質も補給できる飲料を飲む（経口補水液やスポーツドリンク、スープなど）
● 刺激的な香りは避ける　など

吐き気・嘔吐がある方の食事

■吐き気・嘔吐があるときの工夫

小盛りにしましょう

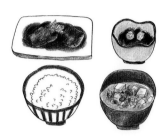

- 1日3回にこだわらず、5～6回でも調子のよいときに小分けにして食べる。
- 食事量が多くなるほど消化管への負担は増加する。
- 調子がよくないときは、控えめ・食べきれる量に調整する。
- 間食を上手にとり入れる。

さっぱりとした口当たりのよいものを選びましょう

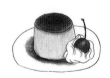

- 「つるっ」とした口当たりのよい食品・料理を試してみる。
- のどごしのよいもの、みずみずしいものは比較的食べやすいので試してみる。
- ゼリーやプリン、のどごしのよいデザート、新鮮な果物を用意しておく。
- 実際に嘔吐があるときは安静に。スポーツドリンクやお茶、スープなどでこまめに水分を補給する。

※水分がとれない状態が続く場合は、病院に相談しましょう。

消化のよい食品を中心にとりましょう

- 硬いもの、油っこいものは、消化管に負担がかかります。
- 消化のよくないものは、少量にする（症状が重い場合は、控えるようにします）

≪消化のよい食品・料理≫
以下のような食品を中心に用い、やわらかく調理（煮る、蒸す、茹でる）しましょう。

主 食：ごはん、おかゆ、パン、うどん・そうめんなどのめん類
主 菜：脂肪の少ない肉、魚、卵、豆腐
副 菜：繊維のやわらかい野菜類、いも類
その他：乳製品、果物（酸味の強い柑橘類、パイナップルは控える）

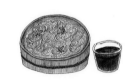

においを抑えましょう

- においの強い食材は避けます。（にんにく、ニラ、らっきょう、など）
- 料理は冷まして、においを抑える。
- さわやかな香りを利用してみる。
- 香辛料は香りづけ程度にする。

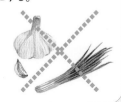

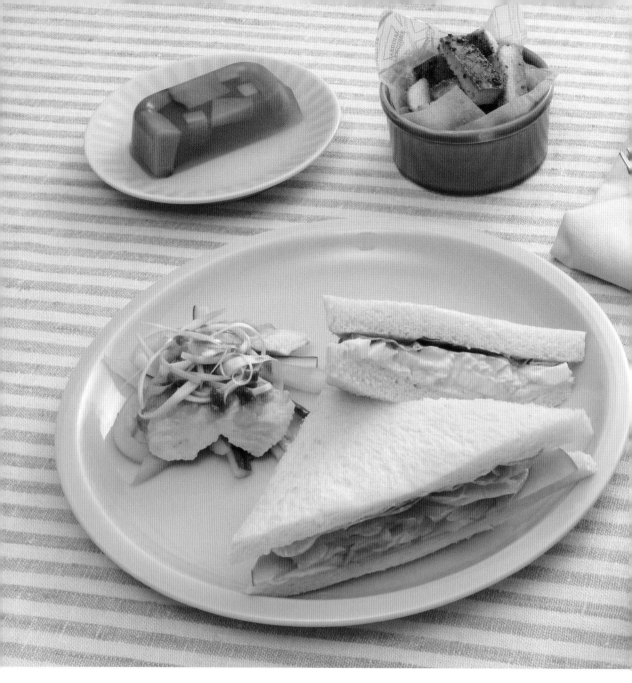

サンドイッチとみかんくず湯のさわやか献立

- さわやかヨーグルト卵サンド
- せん切り野菜の甘酢サンド
- 揚げないパンの耳かりんとう
- おろし玉ねぎのやわらか蒸し鶏 〜梅ソース
- 煮物アレンジ・野菜の寒天寄せ
- ホットみかんしょうがくず湯

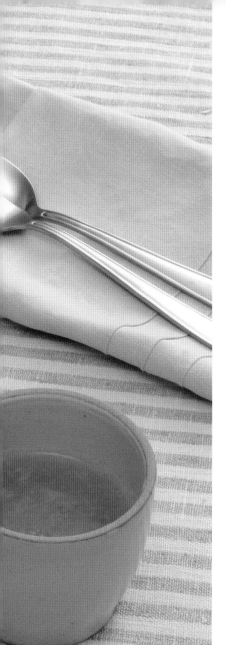

卵ペーストにヨーグルトの酸味をプラス
さわやかな風味が加わり食べやすさアップ！

さわやかヨーグルト卵サンド

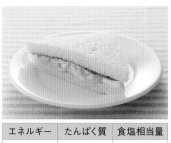

エネルギー	たんぱく質	食塩相当量
160kcal	6.7g	0.7g

【材料（2人分）】

食パン（8枚切り）	2枚
サラダ菜	2枚
卵	M玉1個
マヨネーズ	小さじ2.5
ヨーグルト	小さじ1
塩	ひとつまみ
こしょう	適量

【作り方】

① 卵は硬めに茹で、殻をむく。

② ボウルに①を入れ、しっかりとつぶす。マヨネーズ、ヨーグルト、塩、こしょうを加え、全体になじませる。

③ 食パンの耳を切り、サラダ菜をしき、②をのせる。残りのパンで挟み、斜め半分に切る。

時短調理＆寿司酢使用の簡単甘酢漬けに
ハムやツナなどの具材を挟んでどうぞ

せん切り野菜の甘酢サンド

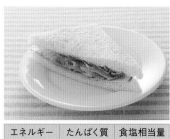

エネルギー	たんぱく質	食塩相当量
121kcal	4.6g	0.8g

【材料（2人分）】

食パン	8枚切り2枚
玉ねぎ	中1/10個
にんじん	10g
寿司酢	小さじ1
レタス	1枚
ロースハム	2枚
バター	適量

【作り方】

① 玉ねぎ、にんじんは皮をむき、せん切りにする。

② 耐熱容器に、①、寿司酢を入れ、電子レンジで1〜2分加熱する（野菜がしんなりする程度）。粗熱をとる。

③ 食パンの耳を切り、バターを塗る。適当な大きさにちぎったレタス、②、ロースハムをのせる。残りのパンで挟み、斜め半分に切る。

TOTAL		
エネルギー	たんぱく質	食塩相当量
563kcal	25.9g	3.3g

揚げないパンの耳かりんとう

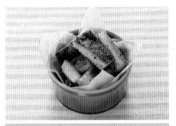

【材料（2人分）】

食パンの耳	‥‥‥‥‥‥	40g
サラダ油	‥‥‥‥‥‥	小さじ1
砂糖	‥‥‥‥‥‥	小さじ4
水	‥‥‥‥‥‥	小さじ2
黒すりごま	‥‥‥‥‥‥	小さじ 1/3

エネルギー	たんぱく質	食塩相当量
97kcal	2.0g	0.3g

【作り方】

① 食パンの耳をひとくち大に切る。

② 熱したフライパンにサラダ油を引き、①を弱火で炒める。パンの水分が飛ぶまで加熱する（トースターでも可）。容器にとり出しておく。

③ フライパンに砂糖、水を入れ、火にかける。煮詰まり出したら、②を加え、さっと絡める。黒すりごまを加えて混ぜ、器に盛る。

おろし玉ねぎのやわらか蒸し鶏 ～梅ソース

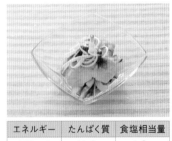

【材料（2人分）】

〈蒸し鶏〉

鶏むね肉	‥‥‥‥‥‥	1/3 枚
玉ねぎ	‥‥‥‥‥‥	中 1/10 個
塩	‥‥‥‥‥‥	小さじ 1/6
砂糖	‥‥‥‥‥‥	小さじ 1/3
酢	‥‥‥‥‥‥	小さじ1
こしょう	‥‥‥‥‥‥	適量
きゅうり	‥‥‥‥‥‥	1/3 本
パプリカ（黄）	‥‥‥‥‥‥	1/8 個
小ねぎ	‥‥‥‥‥‥	5cm 程度

〈梅ソース〉

梅干し	‥‥‥‥‥‥	小1個
水	‥‥‥‥‥‥	小さじ1
みりん	‥‥‥‥‥‥	小さじ 1/3
しょうゆ	‥‥‥‥‥‥	小さじ 1/3
酒	‥‥‥‥‥‥	小さじ 1/2
和風顆粒だし	‥‥‥‥‥‥	ふたつまみ

エネルギー	たんぱく質	食塩相当量
71kcal	11.6g	1.0g

【作り方】

① 鶏むね肉は厚さを均等にするよう開く。フォークで全体に穴をあける（たたいてもよい）。

② 玉ねぎは皮をむき、おろす。

③ 耐熱容器に①、②、塩、砂糖、酢、こしょうを入れ、よくもみ込む。30分程度寝かせる。

④ ③にふんわりとラップをし、2分程度電子レンジで加熱し、裏返し、再度2分程度加熱する。ラップのまま粗熱をとり、冷蔵庫で冷やし、お好みの厚さにスライスする。

⑤ きゅうり、パプリカ（黄）、小ねぎはせん切りにする。

⑥ 梅干しは種をとり、包丁でたたく。

⑦ ボウルに⑥、水、みりん、しょうゆ、酒、和風顆粒だしを混ぜる。

⑧ 器にきゅうり、パプリカ（黄）をしき、④をのせる。⑦のソースをかけ、小ねぎを添える。

昆布茶風味の煮物を寒天寄せにアレンジ。口当たり&のどごしがよく食べやすい一品

煮物アレンジ・野菜の寒天寄せ

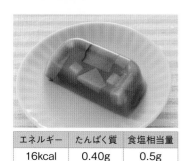

【材料（2人分）】

冷凍かぼちゃ	20g	昆布茶	小さじ2/3
にんじん	20g	酒	小さじ1/2
いんげん	1本	しょうゆ	小さじ1/6
水	120mL	粉寒天	1.2g

エネルギー	たんぱく質	食塩相当量
16kcal	0.40g	0.5g

【作り方】

❶ 冷凍かぼちゃは解凍し、小さめのいちょう切りにする。にんじんは皮をむき、角切りにして茹でる。いんげんは茹で、1cm程度に切る。

❷ 鍋に水、昆布茶、酒、しょうゆ、寒天を入れてよく混ぜる。火にかけ、寒天が溶けたら①を入れ、さっと煮合わせる。

❸ 容器に②を流し入れ、冷やし固める。切り分け、器に盛る。

すっきりとした柑橘系の風味。しょうが汁を加えた、からだが温まる甘い飲料

ホットみかんしょうがくず湯

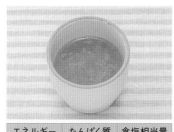

【材料（2人分）】

みかん	中1個
水	1カップ
くず粉	8g
はちみつ	小さじ2
しょうが汁	小さじ1

エネルギー	たんぱく質	食塩相当量
98kcal	0.6g	0.0g

【作り方】

❶ みかんは皮をむき、白い筋をとり、ミキサーにかける。

❷ 鍋にくず粉を入れ、水を少しずつ加えてよく混ぜる。①、はちみつを加えて、さらによく混ぜる。

❸ ②を木べらなどで混ぜながら、火にかける。強火で沸騰したら、火を弱め、焦がさないよう混ぜながら加熱する。艶感が出てきたら火を止め、しょうが汁を加え、完成。

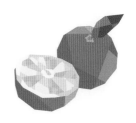

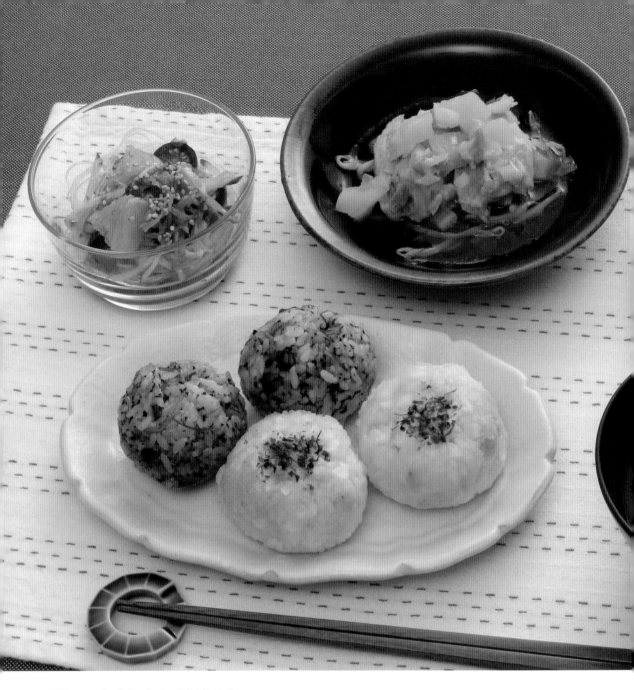

ライスボウルと鶏肉香味ソースがけの
さっぱり献立

- 2種のライスボウル（シュウマイ・梅ゆかり）
- やわらか鶏の香味ソースがけ
- さわやか春雨オレンジサラダ
- 消化によい香りすまし
- ひんやり牛乳白玉　　レモンの自家製スポーツドリンク

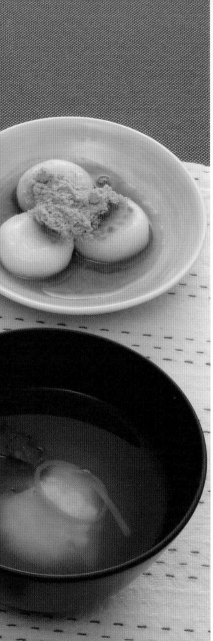

昆布や梅の風味で食べやすく!!
小分けなので食べられるタイミングで

2種のライスボウル
（シュウマイ・梅ゆかり）

エネルギー	たんぱく質	食塩相当量
253kcal	8.5g	0.8g

シュウマイ

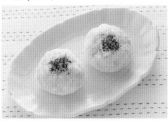

【材料（2人分）】

ごはん………… 茶碗小盛（110g）
キャベツ ……………………… 30g
冷凍エビ ……………………… 15g
はんぺん ……………………… 20g
絹ごし豆腐 …………………… 30g
片栗粉 ……………………… 小さじ3
昆布茶 ……………………… 0.6g
塩 ……………………………… 0.2g
青のり ………………………… 少々

【作り方】

① 炊き上がったごはんを用意する。
② キャベツ、解凍した冷凍エビ、はんぺんをみじん切りにする。
③ ボウルに②と絹ごし豆腐、片栗粉、昆布茶を入れよくこねる。
④ ③がまとまったら、2枚のラップに半量ずつ①を広げ、③を半量ずつのせて包む。そしてクッキングシートの上に並べる。
⑤ フライパンに水を張り、④をのせてふたをする。
⑥ ⑤を火にかけ、10分蒸す。
⑦ ⑥を皿に盛る。青のりと塩を混ぜ、上からふりかけて完成。

梅ゆかり

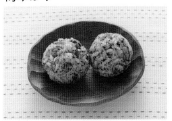

【材料（2人分）】

ごはん………… 茶碗小盛（110g）
梅干し ………………………… 4g
大葉 …………………………… 1枚
ゆかり ………………………… 0.6g
砂糖 ………………………… 小さじ1
酢 …………………………… 小さじ1

【作り方】

① 炊き上がったごはんを用意する。
② 梅干しは種をとり、包丁でたたく。大葉はせん切りにする。
③ ボウルに砂糖、酢を入れ、砂糖が溶けるまでよく混ぜる。
④ ボウルに①、②、③、ゆかりを入れ混ぜ合わせる。
⑤ 2枚のラップを広げて半量ずつ④をのせ、包み込んで丸く成形する。
⑥ 皿に盛る。

TOTAL		
エネルギー	たんぱく質	食塩相当量
635kcal	24.4g	3.3g

電子レンジでにおい少なく、簡単調理。パイナップルの効果でやわらか鶏に

やわらか鶏の香味ソースがけ

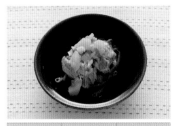

エネルギー	たんぱく質	食塩相当量
182kcal	10.9g	0.9g

【材料（2人分）】

鶏もも肉	100g	砂糖	小さじ1
長ねぎ	40g	ごま油	小さじ2
パイン缶詰	30g	水	大さじ2
酒	小さじ4	鶏がら顆粒	小さじ1/2
おろししょうが	4g	もやし	20g
しょうゆ	小さじ1	パプリカ（赤）	20g
酢	小さじ1	パプリカ（黄）	20g

【作り方】

① 鶏もも肉は水で洗い、水気をふきとる。包丁を入れ観音開きにする。

② 長ねぎは白い部分をみじん切りにする。青い部分は適当な大きさに切る。パインは水気をきり、8等分にする。

③ ボウルに②の白ねぎ、おろししょうがを入れ混ぜる。

④ 耐熱容器に①、②の青ねぎ、パイン、③をのせる。上から酒をふりかけてラップをし、電子レンジ（500W）で3分加熱する。

⑤ ④から鶏がら肉をとり出し、そぎ切りにする。青ねぎはとり除く。

⑥ ボウルにしょうゆ、酢、砂糖、ごま油、水、鶏がら顆粒を入れよく混ぜる。

⑦ 鍋に湯を沸かし、細く切ったパプリカ（赤・黄）と、もやしを茹でる。

⑧ 皿に⑦をしき、⑤をのせる。⑥の調味液をかけて完成。

さわやかな香りで吐き気も抑えられる。オレンジ以外の好きな柑橘系フルーツでもOK

さわやか春雨オレンジサラダ

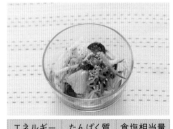

エネルギー	たんぱく質	食塩相当量
27kcal	1.3g	0.3g

【材料（2人分）】

春雨（乾燥）	6g	オレンジ	40g
レタス	60g	オリーブ油	小さじ1
ロースハム	1/2枚	しょうゆ	4g
ミニトマト	2個	こしょう	少々
きゅうり	20g	白炒りごま	少々

【作り方】

① 鍋に湯を沸かし、春雨を茹でる。茹だったらザルにあげ、冷水で冷ましたあと適当な長さに切る。

② レタスは細く切り、さっと湯通しする。ミニトマトは半分にし、ロースハムときゅうりはせん切りにする。

③ オレンジは皮をむく。半分はひとくち大に切り、もう半分は絞って果汁にする。

④ ボウルに①、②を入れ、混ぜる。皿に盛り③を添える。

⑤ ボウルにオリーブ油、しょうゆ、③のしぼったオレンジ果汁、こしょうを入れよく混ぜる。

⑥ ④に⑤をかけ、白炒りごまをまぶす。

しょうがの香りで吐き気がダウン。山いも落としの消化によいおすまし

消化によい香りすまし

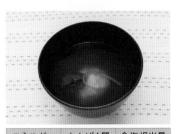

エネルギー	たんぱく質	食塩相当量
39kcal	1.4g	0.6g

【材料（2人分）】

だし汁・・・・・・・・・・・・・・・・・240mL	片栗粉・・・・・・・・・・・・・・・・・8g
しょうゆ・・・・・・・・・・・・・・・・・4g	おろししょうが・・・・・・・・・・・・・4g
塩・・・・・・・・・・・・・・・ひとつまみ	三つ葉・・・・・・・・・・・・・・・・・2本
大和いも・・・・・・・・・・・・・・・40g	

【作り方】

① 大和いもの皮をむき、おろし金ですりおろす。片栗粉を混ぜ、練る。

② 鍋にだし汁を沸かし、おろししょうが、しょうゆ、塩で味をととのえる。

③ ①を2等分にしてスプーンで丸く成形し、②に落とし入れる。

④ 鍋に湯を沸かし、三つ葉を茹でる。茹でたら三つ葉を結ぶ。

⑤ お椀に③、④を入れて完成。

牛乳使用で手軽にエネルギーアップ！レモン風味のみたらしあんがすっきり

ひんやり牛乳白玉

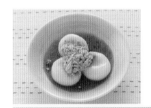

エネルギー	たんぱく質	食塩相当量
113kcal	2.3g	0.5g

【材料（2人分）】

白玉粉・・・・・・・・・・・40g	水・・・・・・・・・・・・大さじ2
牛乳・・・・・・・・・・・・30g	レモン汁・・・・・・・・・・・2g
しょうゆ・・・・・・・・小さじ1	片栗粉・・・・・・・・小さじ1
砂糖・・・・・・・・・小さじ4	きな粉・・・・・・・・・・・少々

【作り方】

① 鍋にしょうゆ、砂糖、水、レモン汁を入れ、弱火で加熱する。フツフツとしてきたら、かき混ぜながら水で溶いた片栗粉を入れる。とろみがついたら火を止め、粗熱をとり、器に移す。

② ①を冷蔵庫で冷やす。

③ ボウルに白玉粉を入れ、牛乳を少しずつ入れよく練る。

④ 耳たぶ程のやわらかさになったら6等分にし、丸く形をととのえる。

⑤ 鍋に湯を沸かし、④を入れる。表面に上がってきたら、ボウルに用意した氷水に入れる。

⑥ ⑤が冷えたら水気をきり、皿に盛る。

⑦ ②を⑥の上からかけ、きな粉をまぶす。

脱水時にあると安心なスポーツドリンク。甘さ調整でお好みの飲みやすさに

レモンの自家製スポーツドリンク

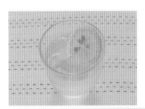

エネルギー	たんぱく質	食塩相当量
21kcal	0.1g	0.2g

【材料（2人分）】

水・・・・・・・・・・・・100mL
砂糖・・・・・・・・・・大さじ1
塩・・・・・・・・・・・・・・0.4g
レモン汁・・・・・・・小さじ2

【作り方】

① 容器に水、砂糖、塩、レモン汁を入れ、溶けるまでよくかき混ぜる（砂糖の量は好みに応じて調整する）。

② 冷やしてコップにそそぐ。

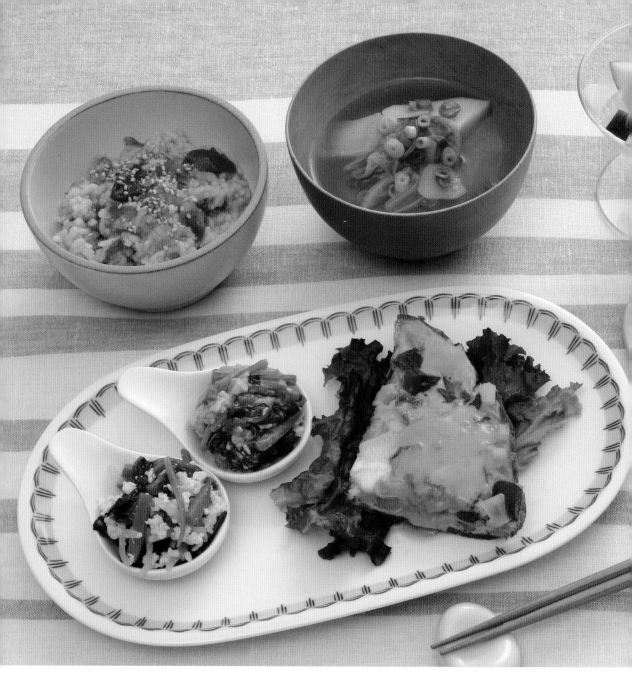

消化がよく、胃に負担をかけない

2種の白和えとトマト粥のあっさり献立

- ■ ほうれん草の白和え 〜はちみつレモン、梅マヨ和え
- ■ アレンジ可能なさっぱりトマト粥
- ■ 香りよい和風オープンオムレツ
- ■ とろとろ白菜のしょうが味噌汁
- ■ クラッシュスポーツドリンクゼリー
- ■ 焼かない簡単クッキー

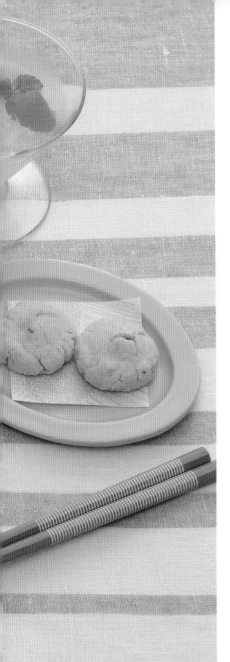

レモン風味で吐き気があるときでもOK
はちみつ使用で手軽にカロリーアップ

ほうれん草の白和え ～はちみつレモン

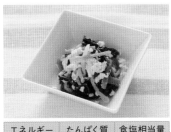

エネルギー	たんぱく質	食塩相当量
35kcal	1.6g	0.0g

【材料（2人分）】

ほうれん草	40g
塩	少々
にんじん	6g
もやし	16g
木綿豆腐	30g

Ⓐ
はちみつ	小さじ1
レモン果汁	少量（2g）

【作り方】

① 木綿豆腐は1時間程度水切りをしておく。

② ほうれん草、にんじん、もやしを洗う。

③ ほうれん草を塩茹でする。冷水にさらし、水気を絞ったら3cmの長さに切る。

④ にんじんは皮をむき3cmの長さの拍子切りにし、もやしは半分に切る。

⑤ にんじん、もやしを茹でる。冷水にさらし、水気を絞る。

⑥ ボウルに①、③、⑤、Ⓐを入れ、豆腐を崩しながらよく和え、器に盛りつける。

上記のはちみつレモンと食べ比べ！
マヨネーズを使ってカロリーアップ

ほうれん草の白和え ～梅マヨ和え

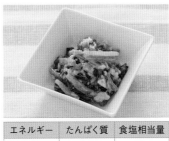

TOTAL		
エネルギー	たんぱく質	食塩相当量
562kcal	20.2g	3.0g

【材料（2人分）】

ほうれん草	40g
塩	少々
にんじん	6g
もやし	16g

Ⓐ
木綿豆腐	30g
梅干し	1個
マヨネーズ	小さじ1
濃口しょうゆ	小さじ1

エネルギー	たんぱく質	食塩相当量
42kcal	1.8g	0.5g

【作り方】

①～⑤は上と同じ。

⑥ 梅干しは種をとり、包丁でたたく。

⑦ ボウルに①、③、⑤、⑥、Ⓐを入れ、豆腐を崩しながらよく和えて、器に盛りつける。

トマトの酸味で食べやすいお粥！ チーズやコンソメで洋風アレンジも

アレンジ可能なさっぱりトマト粥

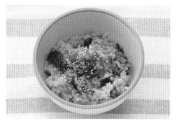

エネルギー	たんぱく質	食塩相当量
158kcal	3.2g	0.9g

【材料（4人分：1合）】 ※目安：3合炊き炊飯器で1合まで

精白米………………………	1合
ダイストマト缶……………	80g
長ねぎ……………………	20g
水…………………………	2.5カップ
和風顆粒だし………	大さじ1/2
塩…………………………	小さじ1/2
白炒りごま…………………	小さじ2

【作り方】

① 長ねぎを洗い、小口切りにする。
② 精白米をとぎ、炊飯器に白炒りごま以外の材料を入れる。
③ よくかき混ぜて、通常炊飯する。
④ 炊けたら茶碗に盛り、白炒りごまをふって完成。

具材を混ぜて焼くだけの簡単調理

香りよい和風オープンオムレツ

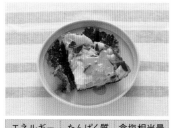

エネルギー	たんぱく質	食塩相当量
223kcal	12.8g	0.9g

【材料（4人分）】

ツナオイル缶…………	100g	塩……………………	少々
じゃがいも……………	100g	オリーブ油…………	小さじ2
玉ねぎ………………	40g	サニーレタス………	4枚
パプリカ（赤）………	40g	味噌…………………	小さじ2
パプリカ（黄）………	40g	練りごま……………	小さじ2
大葉…………………	2枚	だし汁………………	大さじ2
卵……………………4個			

【作り方】

① ツナは油を切る。
② じゃがいもは皮をむき5mm角に切り、茹でる。
③ 玉ねぎ、パプリカを洗い、1cm角に切って茹でる。
④ 大葉は粗みじん切りにする（風味を強くしたい場合は細かくみじん切りにする）。
⑤ ボウルに卵を溶き、①、②、③、④と塩を加え、混ぜる。
⑥ フライパン※にオリーブ油を引き、⑤を流し入れる。
⑦ ⑥を中火で3分焼く。周りが固まりはじめたらふたをして弱火で5分焼く。
⑧ ボウルに味噌、練りごま、だし汁を入れてよく混ぜる。
⑨ ⑦をまな板の上にとり出し、人数分に切り分ける。
⑩ サニーレタスの上に⑨を盛り、⑧を上からかける。

※フライパンは一般的な大きさ（直径24〜26cm）がおすすめです。

しょうがのさわやかな風味で吐き気をダウン。具材をよく煮込んで消化に優しく！

とろとろ白菜のしょうが味噌汁

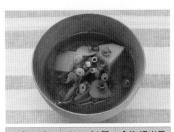

エネルギー	たんぱく質	食塩相当量
26kcal	1.2g	0.7g

【材料（2人分）】

白菜 ……………… 葉1枚
里いも（皮をむいておく）……… 1個
しょうが（皮をむいておく）…… 10g
だし汁 ……………… 1.5 カップ
味噌 ……………… 小さじ2
小ねぎ（小口切りに）……… 適量

【作り方】

① 白菜をひとくち大のざく切りにする。

② 里いもをひとくち大に切り、しょうがを1〜2mm程度にスライスする。

③ だし汁を沸かし、①、②を入れて5、6分程度煮込んだら、火を弱めて味噌をとく。

④ ③を汁椀によそい、小ねぎを上から散らす。

市販のスポーツドリンクをゼリーにするとやさしい甘さに。脱水予防にも！

クラッシュスポーツドリンクゼリー

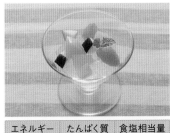

エネルギー	たんぱく質	食塩相当量
31kcal	0.2g	0.0g

【材料（2人分）】

スポーツドリンク …… 1/2 カップ強
粉ゼラチン……………… 2g
りんご ……………… 20g
果物缶詰（ミックス）………… 20g
ミント ……………… 適量

【作り方】

① 鍋にスポーツドリンクを入れ火にかける（フツフツとしたら火を止める）。

② ①に粉ゼラチンを少量ずつふり入れ、溶けるまでよく混ぜる。

③ バットに入れ粗熱がとれたら冷蔵庫で冷やす。

④ りんごを洗い皮をむき1cm角に切る。果物缶詰も同様に1cm角に。

⑤ ③が固まったら、フォークなどで細かく崩す。

⑥ 容器に④、⑤を盛りつけ、ミントを飾る。

保存もできる間食用クッキー。調理工程が少なく、手軽に作れる！

焼かない簡単クッキー

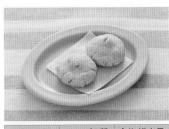

エネルギー	たんぱく質	食塩相当量
114kcal	1.2g	0.0g

【材料（2人分）】

小麦粉 ……………… 30g
サラダ油 ……………… 小さじ2
イチゴジャム ……………… 小さじ1
砂糖 ……………… 小さじ1

【作り方】

① ボウルにサラダ油、イチゴジャム、砂糖の順に入れて混ぜる。

② ①に小麦粉をふるい入れて、ざっくりと混ぜる。

③ ②がひとまとまりになったらひとくち大に分け、丸める。8mm程度の薄さにつぶして成形する。

④ 耐熱皿にクッキングシートをしき、③をのせる。

⑤ 電子レンジで1分加熱し、様子を見ながら10〜30秒追加。

※焦げやすいため、様子を見ながら加熱。

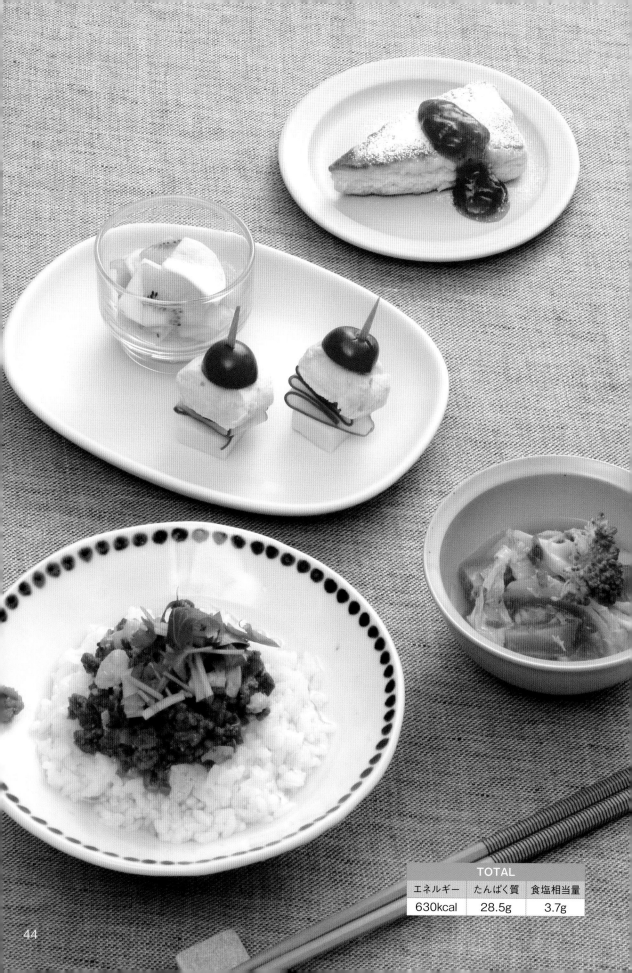

TOTAL		
エネルギー	たんぱく質	食塩相当量
630kcal	28.5g	3.7g

苦手なにおいを抑える工夫いろいろ

だし茶漬けと梅香るポトフの
さっぱり献立

- たっぷり三つ葉のだし茶漬け
- 梅香るさっぱりポトフ
- かぶとフルーツのポン酢マリネ
- 酔っぱらい鳥のピンチョス
- 袋でお手軽ホットビスケット

三つ葉で肉のにおいを軽減。茶漬けで食べやすさアップ、水分補給にも！

たっぷり三つ葉のだし茶漬け

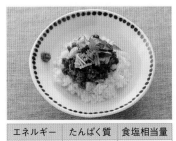

エネルギー	たんぱく質	食塩相当量
290kcal	10.7g	1.3g

【材料（約3人分）】

ごはん
　　……茶碗小盛3杯分（1杯110g）
合びき肉 ………………… 90g
木綿豆腐 ………………… 60g
長ねぎ …………………… 45g
A{ しょうゆ ………… 大さじ1
　 砂糖 ……………… 大さじ1
　 みりん ………… 大さじ1/2

だし汁（かつお昆布）……… 450mL
塩 ………………… ひとつまみ
練りわさび ……………… 適量
三つ葉 …………………… 適量

① だし汁に塩を加えて味をととのえる。
② 長ねぎをみじん切りにする。三つ葉は1cm 長さに切る。
③ 耐熱容器に長ねぎと木綿豆腐を入れラップをし、電子レンジで加熱（2〜3分）して水気をきる。
④ フライパンでひき肉を炒める。ひき肉から脂が出るため油は引かなくてよい。
⑤ ひき肉に火が通ったら、③とAの調味料を加えて豆腐を崩しながら炒め、水気が飛んだら火を止める。
⑥ ごはんの上に⑤と三つ葉をのせたら、①のだし汁をそそいで完成。わさびはお好みで。

いつものポトフをさっぱりアレンジ。翌日はシチューやカレーに変えても

梅香るさっぱりポトフ

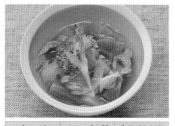

エネルギー	たんぱく質	食塩相当量
57kcal	4.8g	0.9g

【材料 (2人分)】

じゃがいも	50g
にんじん	20g
白菜	20g
玉ねぎ	40g
ツナ水煮缶	40g
ブロッコリー	適量

Ⓐ
練り梅	4g
水	1カップ
コンソメ顆粒	小さじ1
ローリエ	1枚程度

【作り方】

① じゃがいもは皮をむいて大きめに切る（1個を4～6等分程度）。にんじんは皮をむいてひとくち大の乱切りにする。白菜はざく切り（4～5cm程度）にする。玉ねぎは1cm幅のくし切りにする。

② ブロッコリーは小房に分けて加熱しておく。

③ 鍋に①とツナ、Ⓐを入れて加熱する。フツフツしてきたら弱火にしてゆっくり火を通す。

④ じゃがいもに竹串がスッと通ったら火を止める。器に盛りつけ、ブロッコリーを飾って完成。

フルーツ多めのさわやかマリネ。ポン酢とはちみつで調味も簡単！

かぶとフルーツのポン酢マリネ

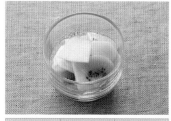

エネルギー	たんぱく質	食塩相当量
30kcal	0.5g	0.2g

【材料 (2人分)】

かぶ	60g
りんご	30g
キウイフルーツ	30g
ポン酢	小さじ1
はちみつ	小さじ1/2

【作り方】

① かぶは皮をむいて薄いいちょう切りにする。りんごは皮をむいて2mm幅のひとくち大のスライスにする。キウイフルーツは皮をむいて2mm幅のいちょう切りにする。

② ボウルに①と調味料を入れてムラのないように和える。

③ 冷蔵庫で30分ほどなじませたら器に盛りつけて完成。

袋に入れて調理時のにおい軽減！　串に刺してお手軽さアップ

酔っぱらい鳥のピンチョス

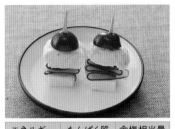

エネルギー	たんぱく質	食塩相当量
87kcal	10.5g	0.8g

【材料（2人分）】

鶏ささみ …………1本 (60g)		ミニトマト …………………2個
酒 ……………大さじ2		プロセスチーズ（四角いひとくちサイズ）
Ⓐ ゆずこしょう……………3g		…………………2個
しょうがスライス		きゅうり …………………適量
（市販のおろししょうがが可）……5g		※楊枝、串など4本

【作り方】

❶ 耐熱密封袋にⒶを入れ、空気を抜いて袋を閉じる。冷蔵庫で1時間以上なじませる。

❷ 鍋にたっぷりの湯を沸かし火を止めたら、①を袋のまま浸けて余熱で加熱する（15分〜20分程度）。

❸ ②を袋ごと冷水に浸けて冷ます。

❹ ③が冷えたら4等分に切る。

❺ ミニトマト、チーズは半分に切る。きゅうりはピーラー（スライサー）でヘタから下に向かって長いまま薄く切る。

❻ ミニトマト、④のささみ、きゅうり、チーズの順で串に刺す。器に盛りつけて完成（1人当たり2本作成）。

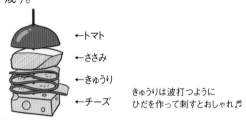

←トマト
←ささみ
←きゅうり
←チーズ

きゅうりは波打つように
ひだを作って刺すとおしゃれ♬

混ぜる→伸ばす→切る→焼く！　ちょっとおしゃれなとり置きお菓子にも

袋でお手軽ホットビスケット

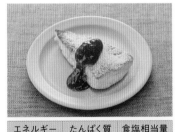

エネルギー	たんぱく質	食塩相当量
166kcal	2.0g	0.5g

【材料（4人分）】

ホットケーキミックス……… 100g
牛乳 ……………20g (小さじ4)
有塩バター ………………… 30g
イチゴジャム ………………適量
粉糖 …………………………適量
打ち粉 (小麦粉) …………………適量

【作り方】

❶ バターは5mm角に切って冷蔵庫で冷やしておく。

❷ ビニール袋に①、ホットケーキミックスを入れ、ふり合わせる。空気を入れて袋を膨らませるとふりやすい。

❸ 牛乳を2回に分けて加え、ひとまとまりになるよう混ぜる。

❹ 打ち粉をした台に生地をとり出し、1〜2cmの厚さに伸ばしたら4等分（人数分）にする。

❺ フライパンに④をのせてふたをし、両面を弱火で焼く（片面5〜6分程度）。

❻ 表面に焼き色がついてふっくらしてきたら火を止める。粗熱がとれたら皿にのせてジャム、粉糖で飾る。

味覚変化

味覚変化は一様ではなく、味を強く感じたり、味がしなかったり、好む味が変わったりと人により さまざまです。甘味や塩味、酸味の調節や、香りやコクの利用で、各料理ごとに何種類かのアレンジができるので、おいしく感じる、食べやすい味を選んでみましょう。

味覚変化はなぜおこる

■人や時期により、味の感じ方がさまざま

　がんの患者さんが食事をされていて、これまでの味と違う、味を感じにくい、食感が変わった、などが起こることがありますが、これは人によって、また時期によって異なります。

　これらは、化学療法に用いられる抗がん剤や放射線照射の影響（とくに頭頸部など）、唾液分泌の低下、口内炎・舌苔*など口腔環境の悪化、亜鉛不足などがその原因として考えられています。

*舌の表面につく白い苔状のもの

【味覚変化の種類】

★味を強く感じる

甘味を強く感じる
「なんでも甘ったるい」
塩味を強く感じる
「野菜ジュースがしょっぱい」

★本来の味と異なって感じる
「水が苦い」「泥を食べているよう」
「肉が金属っぽい」
「なんだか味が違う」「まずい」

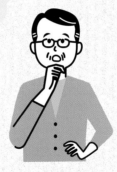

★食感が変わった
「砂を食べているよう」
「紙のようで味気がない」

★味を感じにくい
「まったく味がしない」
「紙で包まれているよう」

味覚変化を軽くすませるケア

うがい
● 水道水で回数多くうがいをする
● 口の中の乾燥を防ぐ
● 食事前にレモン水やレモン味の炭酸水でうがいをする

口の中のブラッシング
● 毎食後、歯ブラシなどで口の中の歯垢や食べかすを除去し、清潔に保つ

舌苔の除去
● 舌をブラッシングや清拭できれいにする

亜鉛製剤を使用
● 亜鉛が不足していると味覚障害を生じることがある

味覚変化がある方の食事

■味覚変化があるときの食事の工夫

基本　1　まずく感じる味の食べものは避けます
　　　2　"比較的食べられるもの"の味や特徴を知り、おいしさの要素も積極的にとり入れます
　　　　　〜食品の乾燥・ざらつきが気になるなど、食感が変わった場合〜
　　　3　口腔内乾燥がある場合は、「飲料をひとくち含む」、「あんかけ料理や汁物と一緒にとる」など、
　　　　　食べものに水分を補い、なめらかにします

本来の味と違って感じる場合

- ●違和感のある味を避け、いろいろな味付けを試してみる
- ●塩味やしょうゆを苦く感じる場合は控えて、甘味や酸味などを利用する
- ●旨味・香りを加える
- ●肉・魚などはアク抜き・臭み抜きなどを行う

＜食事の工夫例＞
①焼魚：塩・酒で臭みを除き、しょうがなどの風味を追加。調味料は食べるときに好みの味を選択します
②野菜：しょうゆ、ポン酢、マヨネーズなど好みの味を選択。ミルク煮など、まろやかな味にします
③みそ汁：だしを濃いめにとる（旨味・風味）、みょうが、三つ葉、ねぎ、しょうが（香り）などを追加します

味を強く感じる場合

- ●強く感じる味の調味料、素材の利用を避け、他の味付けをメインに使う
- ●食べるときに味を加えられるようにする
- ●"おいしさの要素"をプラスする

＜食事の工夫例＞
塩味を強く感じる場合
①焼魚：塩・酒で臭みを抜き、味付なしで焼きます。レモン・かぼすなどを添えます（酸味の利用）
②野菜：だしじょうゆ（旨味）をかけずに添える。かつお節・ごま・刻みのりなどで風味を追加します
③みそ汁：味は薄めにだしを濃く（旨味の利用）。ポタージュなど塩味ダウンでもおいしい料理になります

味を感じにくい場合

- ●味付けをハッキリさせてみる。濃いめに付ける、香辛料・香味野菜を使う
- ●香り・旨味を利用し、風味・深みを加える
- ●料理の温度を人肌程度にしてみる

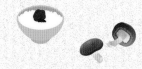

＜食事の工夫例＞
①ごはん：梅干し・ふりかけ・佃煮などをつけます
②焼魚：あんをかけ、味をまとわりつかせます。カレー粉など香辛料を利用。マヨネーズなどコクのあるものを利用します
③野菜：ごまだれ、白和えなどコクのある味。だし・レモンなど、旨味・風味をプラスします
④みそ汁：だしを濃く、みその量を好みで調節に。ごぼうやきのこ類など旨味の出る食材を使います

苦味を強く感じる場合

　スプーンなど、金属製の食具は苦味を感じることがあるので、プラスチック製、木製、陶器製などを試してみます。

唾液が出にくい場合

　とくに旨味の刺激は、唾液の分泌を促すので、だしや薄めの昆布茶などをこまめに摂取するなどして試してみます。
- ●口腔ケアを適切に行う。口腔内を清潔に保ち、保湿することで、口腔内トラブルの発症・悪化を予防する。

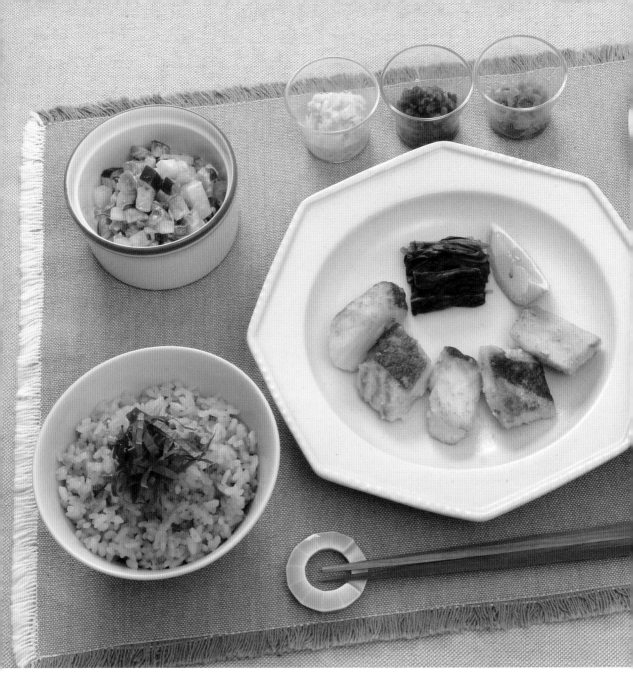

自分の味覚に合ったソースが選べる

鶏そぼろごはんとたらのムニエルの 香り豊かな献立

- しょうが香る鶏そぼろごはん　　■ オクラと卵のつるっと汁
- たらのひとくちムニエル 〜3種のソース
  [A] バターじょうゆソース、[B] なめらかクリームポテトソース、[C] イタリアントマトソース
- 彩り野菜の和風アボカドマヨネーズ和え
- マーマレード寒天 〜ハニージンジャーシロップ

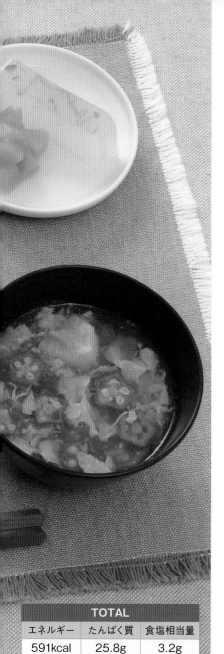

しょうが・大葉のさわやかな香りを活かした、
鶏そぼろ炊き込みごはん

しょうが香る鶏そぼろごはん

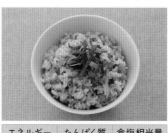

エネルギー	たんぱく質	食塩相当量
237kcal	6.9g	0.7g

【材料（1合分）】

精白米	1合
鶏ひき肉	40g
A しょうゆ	小さじ1.5
砂糖	小さじ1
みりん	小さじ1/2
酒	小さじ1.5
和風顆粒だし	小さじ1/4
水	大さじ1
にんじん	15g
しょうが	1/3かけ
大葉	2枚

【作り方】

❶ 精白米は洗い、水気をきっておく。

❷ にんじんは皮をむき、粗みじん切りにする。しょうがは、せん切りにする。

❸ 大葉はせん切りにする。

❹ 熱したフライパンに鶏ひき肉、②を入れ、炒める。火が通ったらAを加え、軽く煮詰める。

❺ 炊飯器に精白米、④の煮汁を入れ、1合の目盛まで水を入れる。④の具材を加え、通常炊飯する。

❻ 器に盛り、③をあしらう。

TOTAL		
エネルギー	たんぱく質	食塩相当量
591kcal	25.8g	3.2g

口腔内乾燥にうるおいをプラス
オクラと片栗粉のとろみで口当たり良好！

オクラと卵のつるっと汁

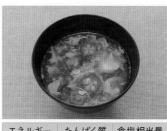

エネルギー	たんぱく質	食塩相当量
30kcal	1.8g	0.7g

【材料（2人分）】

卵	M玉1/2個
オクラ	2本
だし汁	1カップ強
塩	小さじ1/6
しょうゆ	小さじ1/3
酒	小さじ1
片栗粉	小さじ1
水	小さじ1

【作り方】

❶ オクラはヘタをとり、小口切りにする。

❷ 鍋にだし汁、塩、しょうゆ、酒を入れ、火にかける。ひと煮立ちしたら、オクラを加え、やわらかくなるまで煮る。

❸ 水で溶いた片栗粉でとろみをつける。

❹ 卵を回し入れ、火を止め、器に盛る。

たらのひとくちムニエル ～3種のソース

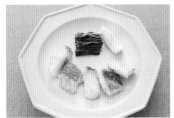

エネルギー	たんぱく質	食塩相当量
107kcal	14.5g	0.5g

【材料（2人分）】

たら ……………………… 2切れ		オリーブ油 ……………… 小さじ1
塩 ……………………… 小さじ 1/10		ほうれん草 ……………… 2株
白ワイン …………… 小さじ 1.5		塩 …………………………… 適量
小麦粉 ………………… 小さじ4		レモン ……………… くし型2個

【作り方】

❶ たらをひとくち大に切り、塩、白ワインをふりかけ、しばらくおき、水気をふきとる。

❷ ビニール袋に①、小麦粉を入れ、よくまぶす。

❸ 熱したフライパンにオリーブ油を引き、②をきつね色になるまで両面焼く。

❹ ほうれん草は塩茹でし、流水で冷やす。よく水気を絞り3～4cm に切る。

❺ 器にたらのムニエルを盛りつけ、ほうれん草、レモンを添える。

〈3種のソース〉

【材料（2人分）】

玉ねぎ ………… 中 1/2 個
オリーブ油 ……… 小さじ 1/4
コンソメ顆粒 …… 小さじ 1/3

【下ごしらえ】

❶ 玉ねぎは皮をむき、粗みじん切りにする。

❷ 熱したフライパンにオリーブ油を引き、①を入れる。 しんなりするまで炒め、コンソメ顆粒を加える。

❸ ②を3等分する。

［A］バターじょうゆソース

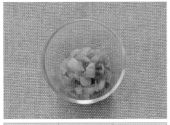

エネルギー	たんぱく質	食塩相当量
15kcal	0.2g	0.3g

【材料（2人分）】

バター …………… 小さじ 1/2
しょうゆ ………… 小さじ 1/2

※①～③までは下ごしらえ。

❹ フライパンにバター、しょうゆを入れ、さっと火にかける。

❺ ボウルに③を入れ、④を加え、よく混ぜ合わせる。

［B］なめらかクリームポテトソース

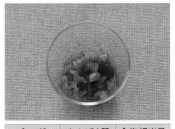

エネルギー	たんぱく質	食塩相当量
30kcal	0.6g	0.2g

【材料（2人分）】

マッシュポテト粉 ……… 小さじ1.5
水 …………………………… 大さじ2
牛乳 ……………………… 小さじ 4
バター …………………… 小さじ 1/2
コンソメ顆粒 ……… 小さじ 1/10

※①～③までは下ごしらえ。

❹ 鍋に③、水、牛乳、バター、コンソメ顆粒を入れ、火にかける。

❺ 沸騰してきたら、マッシュポテト粉を加え、練り混ぜる。

［C］イタリアントマトソース

エネルギー	たんぱく質	食塩相当量
8kcal	0.2g	0.2g

【材料（2人分）】

ダイストマト ………………… 20g
塩 ……………………… ひとつまみ
乾燥バジル ………………… 適量

※①～③までは下ごしらえ。

❹ フライパンに③、ダイストマトを入れ、軽く煮詰める。

❺ 塩を加え、乾燥バジルをふる。

シャキシャキ食感も残っていて GOOD!

彩り野菜の和風アボカドマヨネーズ和え

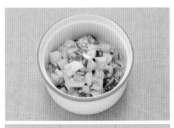

【材料 (2人分)】

きゅうり ····················· 1/3本	マヨネーズ ················ 大さじ1
大根 ························· 40g	塩 ···················· ふたつまみ
塩 ························· 適量	しょうゆ ················ 小さじ1/2
パプリカ (赤) ·············· 1/6個	かつお節 ················· 適量
アボカド ················· 1/3個	

エネルギー	たんぱく質	食塩相当量
78kcal	1.1g	0.6g

【作り方】

❶ きゅうりは 5mmの角切りにする。大根は皮をむき、きゅうりと同じ大きさの角切りにする。

❷ ①を塩もみし、軽く水気を絞っておく。

❸ パプリカ (赤)、アボカドは種をとり、小さめの角切りにする。

❹ ボウルに、②、③、かつお節を入れ、混ぜる。マヨネーズ、塩、しょうゆを加え、よく和える。器に盛る。

柑橘系の風味豊かなスッキリ寒天。しょうがの量を調整しアレンジ可能

マーマレード寒天 ～ハニージンジャーシロップ

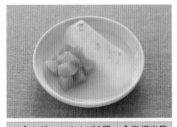

【材料 (2人分)】

マーマレード ·········· 大さじ 1.5	はちみつ ················ 小さじ1
砂糖 ····················· 小さじ1	湯 ···················· 大さじ1.5
水 ········ 1/2 カップ強 (120 mL)	しょうが汁 ·············· 小さじ1/6
粉寒天 ······· 小さじ 2/3 (1.2g)	黄桃缶 ················· 半割1個
レモン汁 ·············· 小さじ1弱	

エネルギー	たんぱく質	食塩相当量
86kcal	0.5g	0.0g

【作り方】

❶ 鍋にマーマレード、砂糖、水、粉寒天を入れ、火にかける。おだやかな沸騰を保ち、2～3分加熱し、よく煮溶かす。

❷ レモン汁を入れ、水で濡らした型 (抜き型、バット、湯のみなどでもよい) に流し入れる。冷蔵庫で冷やし固める。

❸ 容器にはちみつを入れ、湯で溶かし、しょうが汁を加える。冷蔵庫で冷ます。

❹ ②、黄桃を角切りにする。器に入れて、③をかける。

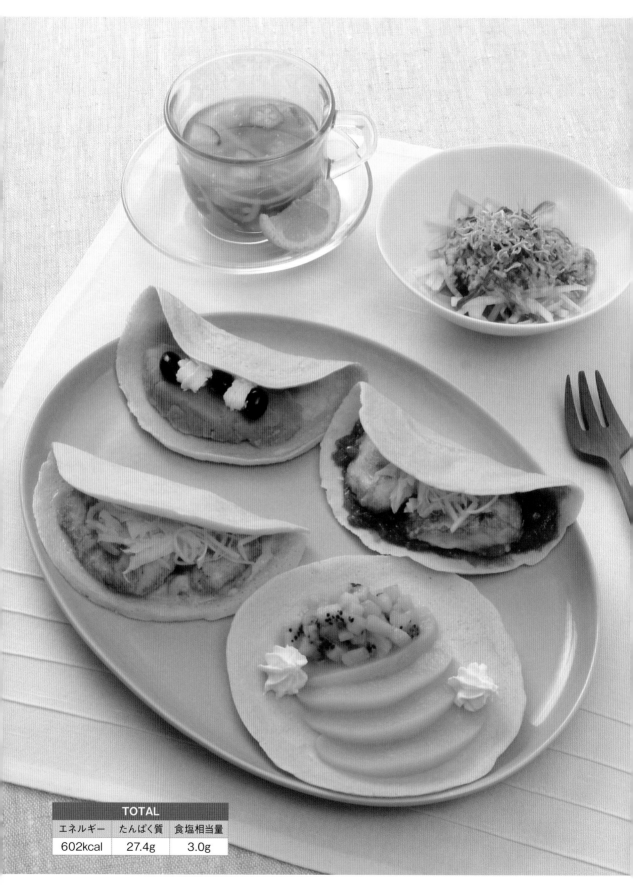

TOTAL		
エネルギー	たんぱく質	食塩相当量
602kcal	27.4g	3.0g

味覚に合わせたクレープが手軽に作れる！

「ピカタ＆デザート」クレープの 簡単メニュー

■「ピカタ＆デザート」クレープ
- [A] しっとりヨーグルトピカタ 〜オニオントマトソース
- [B] しっとりヨーグルトピカタ 〜カレーマヨソース
- [C] かぼちゃと黒豆の和風デザートクレープ
- [D] 白桃＆キウイソースのデザートクレープ

■ ネバネバドレッシングサラダ

■ 冷製夏野菜スープ 〜さわやかレモン風味

ホットケーキミックスで簡単クレープ。味覚に合わせて具材をチョイス

「ピカタ＆デザート」クレープ

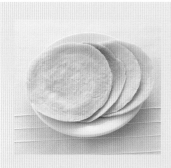

基本のクレープ

【材料（8枚分）】

ホットケーキミックス……… 90g
卵 ………………………… L玉1個
牛乳 …………………… 1/2カップ
サラダ油 ………… 小さじ1/2

【作り方】

❶ ボウルにホットケーキミックス、卵、牛乳を加えよく混ぜる。
❷ 熱したフライパンにサラダ油を引き、①を薄く流し、両面を焼く。
❸ 好みの具材やソースで巻く。

ヨーグルト効果でしっとり食感に。

しっとりヨーグルトピカタ

【材料（2人分）】

鶏むね肉 ………………… 1/3枚
ヨーグルト …………… 大さじ2.5
塩 …………………… ひとつまみ
こしょう …………………… 適量
薄力粉 …………………… 大さじ1
卵 ………………… M玉1/6個
サラダ油 ………… 小さじ1/2
キャベツ …………………… 50g
長ねぎ（白髪ねぎ）…… 10cm程度

【作り方】

❶ 鶏むね肉は筋をとり、そぎ切りにする。
❷ ビニール袋に①、ヨーグルトを入れよくもむ。 空気を抜きながら袋を閉じ、ひと晩程度寝かせる。
❸ ②のヨーグルトをさっと洗い落とし、塩、こしょうをもみ込む。
❹ ③に薄力粉をまぶし、卵にくぐらせる。
❺ 熱したフライパンにサラダ油を引き、④を焼く。
❻ キャベツはせん切りにし、さっと湯通しする。流水で冷やし、よく水気を絞る。
❼ 長ねぎは中心を残し、外側をせん切りにし、水にさらす。よく水気を絞って白髪ねぎを作る。

酸味＆風味を活かしたトマトソース
スタンダードにいただく

［A］ピカタ／オニオントマトソース

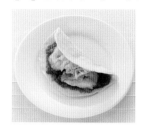

【材料（2人分）】
玉ねぎ ……中 1/10 個
オリーブ油 ……小さじ1/4
おろしにんにく
　　　　………小さじ 1/10
ケチャップ ……大さじ1
バジル …………適量

【作り方】
❶ 玉ねぎは皮をむき、みじん切りにする。
❷ 熱したフライパンにオリーブ油を引き、①を炒める。
❸ ②におろしにんにく、ケチャップを加えひと煮立ちさせる。 火を止め、バジルをふる。
❹ クレープ生地に③のソースを半量ずつ塗り、ヨーグルトピカタ、キャベツ、白髪ねぎをのせて包む。

エネルギー	たんぱく質	食塩相当量
130kcal	8.7g	0.5g

マヨネーズのコクに
カレーのピリッとした刺激

［B］ピカタ／カレーマヨソース

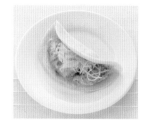

【材料（2人分）】
マヨネーズ ……大さじ1
カレー粉 ……小さじ1/4

【作り方】
❶ ボウルに、マヨネーズ、カレー粉を入れよく混ぜる。
❷ クレープ生地に①のソースを半量ずつ塗り、ヨーグルトピカタ、キャベツ、白髪ねぎをのせて包む。

エネルギー	たんぱく質	食塩相当量
154kcal	8.7g	0.4g

かぼちゃ由来の甘さに黒豆をトッピング。
濃厚な甘みが苦手な方にオススメ

［C］かぼちゃと黒豆の和風デザートクレープ

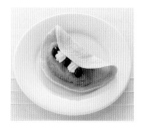

【材料（2人分）】
かぼちゃ …………80g
砂糖 …………小さじ2
黒豆（甘煮）
　　　　…6、7粒程度
ホイップクリーム
　　　…… ふた絞り程度

【作り方】
❶ かぼちゃは皮をむき、種とワタをとる。ひとくち大に切り、やわらかくなるまで蒸す。
❷ ボウルに①、砂糖を入れしっかりとつぶす。
❸ クレープ生地に形をととのえた②を半量ずつのせる。 黒豆、ホイップクリームを添えて包む。

エネルギー	たんぱく質	食塩相当量
134kcal	3.8g	0.3g

お好みの果物缶でアレンジ可能。
すっきりとした酸味のキウイソース

［D］白桃＆キウイソースのデザートクレープ

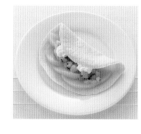

【材料（2人分）】
白桃缶 …………60g
ホイップクリーム
　　　…… ふた絞り程度
キウイフルーツ …1/2 個
砂糖 …………小さじ1
水 …………小さじ1

【作り方】
❶ 白桃はくし型にスライスする。
❷ キウイフルーツは皮をむき、小さめの角切りにする。
❸ 鍋にキウイ、砂糖、水を入れ、火にかける。 焦げないように加熱し、軽く煮詰める。
❹ クレープ生地に③のソースを半量ずつ引き、①をのせる。 ホイップクリームを添えて包む。

エネルギー	たんぱく質	食塩相当量
122kcal	2.8g	0.2g

とろろ＋めかぶのネバネバ食感。口腔内がパサつくときでも食べやすい

ネバネバドレッシングサラダ

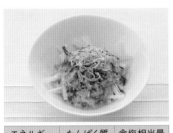

エネルギー	たんぱく質	食塩相当量
37kcal	2.1g	0.9g

【材料（2人分）】

長いも	60g	塩	適量
めかぶ	30g	水菜	20g
和風ドレッシング	小さじ2	ちりめんじゃこ	小さじ1程度
大根	60g		

【作り方】

❶ 長いもは皮をむき、すりおろす。

❷ ボウルに①、めかぶ、和風ドレッシングを入れ、よく混ぜる。

❸ 大根は皮をむき、せん切りにし、塩もみをする。さっと洗い、よく水気を絞る。水菜はさっと湯通しし、流水で冷やす。よく絞り、4〜5cmに切る。

❹ ③の野菜を和える。

❺ 器に④の野菜を盛り、②をかける。ちりめんじゃこを添える。

口腔内乾燥対策に汁物を追加。冷たくすることでにおいを抑えた一品

冷製夏野菜スープ ～さわやかレモン風味

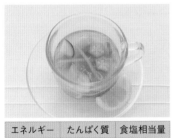

エネルギー	たんぱく質	食塩相当量
25kcal	1.3g	1.0g

【材料（2人分）】

ズッキーニ	1/5 本	しょうゆ	小さじ 1/3
パプリカ（黄）	1/6 個	塩	ひとつまみ
オクラ	小2本	酒	小さじ1
もやし	30g	白すりごま	小さじ 2/3
鶏がら顆粒	小さじ1	レモン	くし型2個
水	250mL		（レモン果汁なら小さじ1）

【作り方】

❶ ズッキーニはヘタをとり、小さめのいちょう切りにする。パプリカ（黄）はヘタと種をとり、1〜2cm程度の角切りにする。

❷ オクラは茹で、流水で冷やし、小口切りにする。

❸ 鍋に水、鶏がら顆粒を入れ沸騰させる。①、もやしを加え、やわらかくなるまで煮る。

❹ ③にしょうゆ、塩、酒、白すりごまを加えひと煮立ちさせ、粗熱がとれたら冷蔵庫で冷やし、②のオクラを加える。

❺ 器に盛り、食べるときにレモンを絞り入れる。

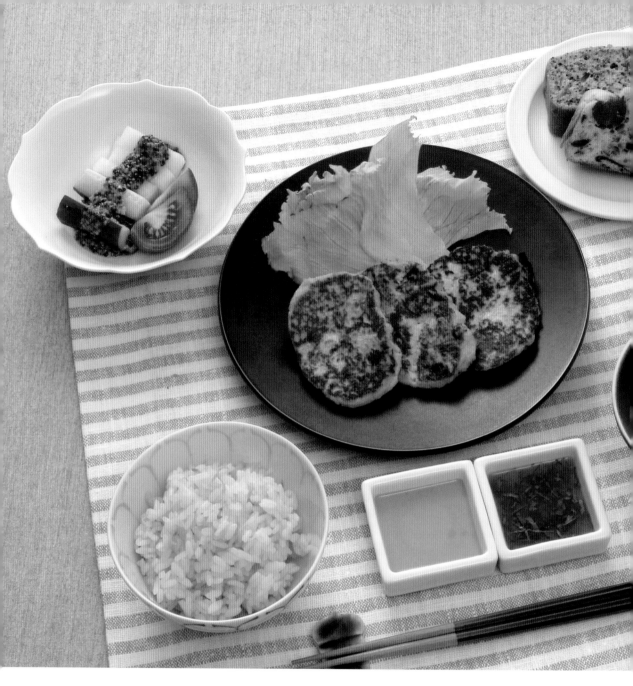

素材の香りや旨みを活かして食べやすく仕上げた

しょうがごはんときのこポタージュの
まろやか献立

■ 香り豊かなしょうがごはん　　■ まろやかきのこのポタージュ
■ 里いも豆腐のふわふわ焼き2種だれ（さっぱり梅しそだれ、濃厚鶏ごまだれ）
■ 野菜のすっきりハニーマスタードがけ
■ 2種の簡単変わりパウンドケーキ
　　〜食事ケーキ野菜入り、〜おやつケーキ紅茶入り

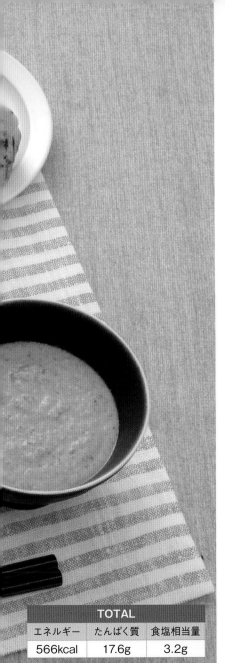

食欲そそる、さっぱりのしょうがごはん。
だしとしょうがをきかせて減塩に

香り豊かなしょうがごはん

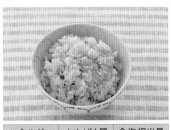

エネルギー	たんぱく質	食塩相当量
167kcal	2.9g	0.6g

【材料（1合分）】

精白米‥‥‥‥‥‥‥‥‥‥‥‥‥1合
しょうが‥‥‥‥‥‥‥‥‥‥ 10g
塩‥‥‥‥‥‥‥‥‥‥ ひとつまみ
しょうゆ‥‥‥‥‥‥‥‥‥‥小さじ1
和風顆粒だし‥‥‥‥‥小さじ1/3
酒‥‥‥‥‥‥‥‥‥‥‥‥ 大さじ1

【作り方】

❶ 精白米は洗い、炊飯器に入れる。

❷ しょうがは皮をむいてせん切りにする。

❸ ①に②、塩、しょうゆ、和風顆粒だし、酒を入れ、1合の目盛りまで
水を加えて通常炊飯する。

❹ 器に盛り完成。

口当たりのいいポタージュスープ。
具だくさんスープにもアレンジOK

まろやかきのこのポタージュ

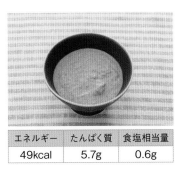

TOTAL		
エネルギー	たんぱく質	食塩相当量
566kcal	17.6g	3.2g

エネルギー	たんぱく質	食塩相当量
49kcal	5.7g	0.6g

【材料（2人分）】

しいたけ‥‥‥‥‥‥‥‥‥ 40g
しめじ‥‥‥‥‥‥‥‥‥‥ 40g
玉ねぎ‥‥‥‥‥‥‥‥‥‥ 30g
鶏ささみ‥‥‥‥‥‥‥‥‥ 30g
水‥‥‥‥‥‥‥‥‥‥‥ 大さじ4
牛乳‥‥‥‥‥‥‥‥‥‥ 大さじ4
和風顆粒だし‥‥‥‥‥小さじ1/2
塩‥‥‥‥‥‥‥‥‥‥ ひとつまみ
こしょう‥‥‥‥‥‥‥‥‥‥少々

【作り方】

❶ しいたけは軸をとり、ひとくち大に切り、しめじは小房に分ける。

❷ 玉ねぎは皮をむいてひとくち大に切る。

❸ 鶏ささみはひとくち大に切る。

❹ 鍋に水、牛乳、①、②を入れ火にかける。沸騰したら、③を加え、
やわらかくなるまで煮る。

❺ ④に和風顆粒だし、塩、こしょうを加える。

❻ ⑤の粗熱がとれたら、なめらかになるまでミキサーにかける。

❼ 器に盛る。

食感も工夫したふわふわ焼き。味覚に合わせたソースを添えて

里いも豆腐のふわふわ焼き2種だれ

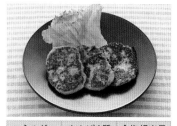

【材料 (2人分：6個)】

里いも	120g	塩	ひとつまみ
にんじん	20g	こしょう	少々
玉ねぎ	40g	サラダ油	10g
しょうが	2g	レタス	2枚
木綿豆腐	100g		

エネルギー	たんぱく質	食塩相当量
128kcal	4.5g	0.5g

【作り方】

❶ 里いも、にんじん、玉ねぎ、しょうがの皮をむき、小さめのひとくち大にする。

❷ ①を耐熱ボウルなどに入れてラップをし、電子レンジ (500W) で4分加熱する。

❸ 木綿豆腐はキッチンペーパーにくるんで重石をのせ、水気をきる。

❹ フードプロセッサーに②、③、塩、こしょうを入れて混ぜる。

❺ ④をス6等分し、スプーンで小判型に成形する。

❻ フライパンにサラダ油を引き、火にかける。温まったら⑤を焼く。

❼ レタスは半分にちぎる。

❽ ⑥に焼き目がついたら皿にレタスと⑥を盛る。

甘味と酸味がきいた梅しそだれ
野菜と和えればマリネ風に

さっぱり梅しそだれ

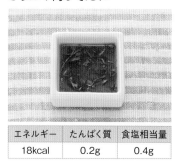

エネルギー	たんぱく質	食塩相当量
18kcal	0.2g	0.4g

【材料 (2人分)】

練り梅	6g
砂糖	小さじ2
酢	小さじ4
しょうゆ	小さじ1/3
水	小さじ4
大葉	2枚

【作り方】

❶ 容器に練り梅、砂糖、酢、しょうゆ、水を入れて混ぜる。

❷ 大葉を水洗いし、せん切りにする。

❸ ①、②を混ぜ合わせて器に移して完成。

だしの風味を活かした旨味だれ
コクがきいてて甘味がダメな方に！

濃厚鶏ごまだれ

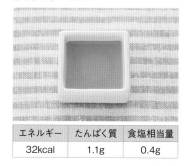

エネルギー	たんぱく質	食塩相当量
32kcal	1.1g	0.4g

【材料 (2人分)】

練りごま	10g
味噌	小さじ 2/3
しょうゆ	小さじ1/3
鶏がら顆粒	小さじ1/2
水	小さじ4

【作り方】

❶ 容器に練りごま、味噌、しょうゆを混ぜる。

❷ 鍋に鶏がら顆粒、水を入れ火にかけ、溶かす。

❸ ①、②を混ぜ合わせ、冷やして器に移して完成。

野菜のすっきりハニーマスタードがけ

塩味が苦手な方へ　甘辛な一品。スティックにして、つけてもOK

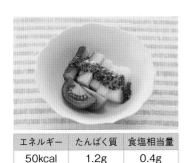

エネルギー	たんぱく質	食塩相当量
50kcal	1.2g	0.4g

【材料（2人分）】

大根	60g	マスタード	20g
きゅうり	40g	はちみつ	10g
トマト	1/4個		

【作り方】

❶ 大根は皮をむき1cm角、4cmほどの拍子切りにする。

❷ きゅうりは縦に4等分し、4cmほどに切る。

❸ トマトはヘタをとり、食べやすい大きさのくし切りにする。

❹ 容器にマスタード、はちみつを混ぜ、皿に盛った①、②、③の上からかける。

2種の簡単変わりパウンドケーキ ～食事ケーキ野菜入り

甘味が苦手な方へ。好きな野菜でお好みアレンジ

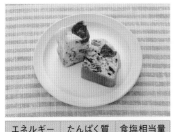

エネルギー	たんぱく質	食塩相当量
51kcal	1.0g	0.3g

【材料（パウンドケーキ型1本分／8人分）】

ホットケーキミックス	80g	ほうれん草	40g
牛乳	120g	パプリカ（黄）	40g
卵	M玉2個	ミニトマト	40g（3個）
サラダ油	大さじ1	塩	小さじ1

【作り方】

❶ ボウルにホットケーキミックス、牛乳、卵、サラダ油を入れ、ダマがなくなるまで混ぜ合わせる。

❷ ほうれん草、種とヘタをとったパプリカ（黄）は茹でる。流水で冷やし、粗みじんに切る。ミニトマトはヘタをとり、半分に切る。

❸ ①に②、塩を加え、混ぜ合わせる。

❹ ③を型に流し入れ、180℃に設定したオーブンで30分ほど焼く。

❺ 切り分けて皿に盛る。

2種の簡単変わりパウンドケーキ ～おやつケーキ紅茶入り

甘さ控えめなケーキ。茶葉使用で、風味がしっかり

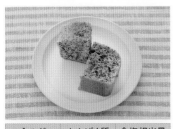

エネルギー	たんぱく質	食塩相当量
71kcal	1.0g	0.0g

【材料（パウンドケーキ型1本分／8人分）】

ホットケーキミックス	80g	サラダ油	大さじ1
牛乳	120g	紅茶（茶葉）	小さじ1
卵	M玉2個	砂糖	大さじ2

【作り方】

❶ 生地の作り方は上の「食事ケーキ野菜入り」の作り方①と同じ。

❷ ①に紅茶、砂糖を加え、混ぜ合わせる。

❸ ②を型に流し入れ、180℃に設定したオーブンで30分ほど焼く。

❹ 切り分けて皿に盛る。

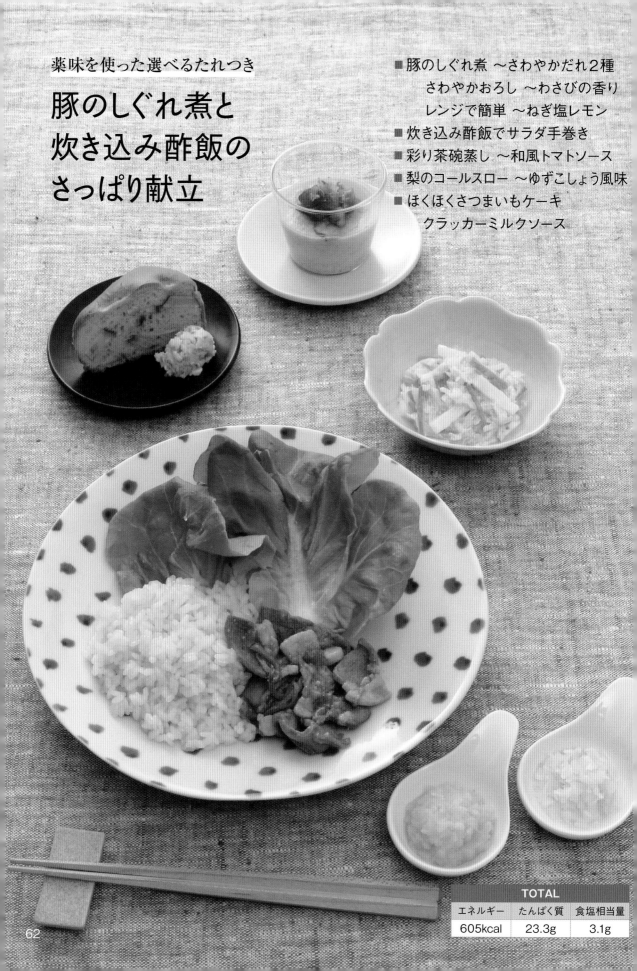

薬味を使った選べるたれつき

豚のしぐれ煮と
炊き込み酢飯の
さっぱり献立

TOTAL		
エネルギー	たんぱく質	食塩相当量
605kcal	23.3g	3.1g

しっかり味のしぐれ煮。2種類のソースで食べ比べ

豚のしぐれ煮 〜さわやかだれ2種

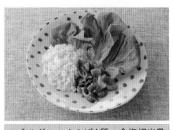

エネルギー	たんぱく質	食塩相当量
120kcal	10.7g	1.2g

【材料（2人分）】

豚ロース肉 ……………… 100g
根しょうが ……………… 10g
しょうゆ ……………… 小さじ2強
みりん ……………… 小さじ2強
砂糖 ……………… 小さじ1強
水 ……………… 大さじ2

【作り方】

❶ 豚肉は3cm幅程度に切る。

❷ しょうがは3cm長さのせん切りにする。

❸ 鍋にしょうゆ、みりん、砂糖、水を入れて火にかける。

❹ ③がフツフツとしてきたら豚肉を入れてさらに加熱する。

❺ ④が煮詰まってきたら火を止めてしょうがを加え、均一に混ぜる。

❻ 皿に盛りつけ完成。

大根おろしがわさびでさっぱり！
香りで食べるさわやかだれ

さわやかおろし 〜わさびの香り

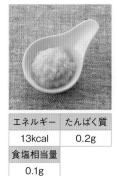

エネルギー	たんぱく質
13kcal	0.2g

食塩相当量
0.1g

【材料（2人分）】

大根 ……………… 80g
練りわさび ……………… 4g

【作り方】

❶ 大根は皮をむき、おろし金などでおろす。

❷ ①の水気を適度にとり、わさびと混ぜ合わせる。

❸ 器に盛りつける。

レモンねぎの万能だれ
思い立ったらすぐできる

レンジで簡単 〜ねぎ塩レモン

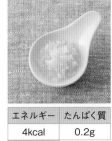

エネルギー	たんぱく質
4kcal	0.2g

食塩相当量
0.3g

【材料（2人分）】

長ねぎ（白い部分）……… 20g
レモン果汁 ……………… 小さじ1
塩 ……………… ひとつまみ

【作り方】

❶ 長ねぎはみじん切りにする。

❷ 耐熱ボウルに①とレモン果汁、塩を入れて混ぜ合わせる。

❸ ②を電子レンジで加熱する（500Wで1分）。

❹ 器に盛りつける。

混ぜる手間を省いた炊き込み酢飯。ごはんのにおいが苦手な方でも食べやすく

炊き込み酢飯でサラダ手巻き

【酢飯の材料（約6人分）】

精白米 ……………… 2合
水 ……………… 1と1/4カップ
穀物酢 ……………… 3/4カップ
砂糖 ……………… 大さじ3強
塩 ……………… 小さじ1/2弱

【具の材料（2人分）】

サラダ菜 ……………… 6枚
豚のしぐれ煮 ※上にレシピがあります。

【作り方】

❶ 洗米し、炊飯器に入れる。

❷ ①に水、穀物酢、砂糖、塩を入れて炊飯する。

❸ 炊き上がったら酢飯が完成。

❹ サラダ菜は1枚ずつはがして、皿にそえる。

❺ サラダ菜で酢飯と豚のしぐれ煮を一緒に巻いて食べる。

※せん切りにしたきゅうりを加えると、さっぱりした味になり、食感も楽しめます。

エネルギー	たんぱく質	食塩相当量
206kcal	3.3g	0.5g

野菜を使ってアレンジ茶碗蒸し。トマトソースで味わい変化！

彩り茶碗蒸し ～和風トマトソース

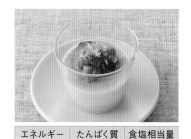

エネルギー	たんぱく質	食塩相当量
46kcal	3.8g	0.4g

【彩り茶碗蒸しの材料（2人分）】

しいたけ ・・・・・・・・・・・・・・ 1/2 枚
ブロッコリー ・・・・・ 40g（小房3つ程度）
だし汁 ・・・・・・・・・ 80mL（大さじ5強）
卵 ・・・・・・・・・・・・ S玉1個（約40g）
みりん ・・・・・・・・・・・・・・ 小さじ1/3
塩 ・・・・・・・・・・・・・・・・・・・・・ 少々

【和風トマトソースの材料（2人分）】

トマト ・・・・・・・・・・・・・・・・・・ 20g
めんつゆ（3倍濃縮）・・・・・ 小さじ1/2
ごま油 ・・・・・・・・・・・・・・・・・・ 少々
かつお節 ・・・・・・・・・・・・・・・・ 適宜

【作り方】

〈彩り茶椀蒸し〉

❶ しいたけは軸をとり、半分に切る（1枚の4等分の大きさ）。

❷ ブロッコリーは洗って小房に分けたら耐熱ボウルに入れてラップをし、電子レンジで加熱する（500Wで3分）。

❸ だし汁の中に②を入れ、ミキサーにかけて粒がなくなるよう均一にする。

❹ 卵を溶きほぐしたあとに、③、みりん、塩を加えて混ぜ合わせる。

❺ ④をザルでこす。

❻ 器の底に①を入れ、⑤をそそぎ、蒸し器で30分加熱して完成。

〈和風トマトソース〉

❶ トマトは皮を湯むきする。

❷ ①を 1cm 角の角切りにする。

❸ ②とめんつゆ（希釈せずに使用）、ごま油を混ぜ合わせる。

❹ でき上がった茶碗蒸しに③をかけ、さらに上にかつお節を飾れば完成。

みずみずしい梨で食感と甘味をプラス。ゆずこしょうとヨーグルトが絶妙

梨のコールスロー ～ゆずこしょう風味

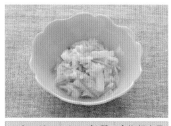

エネルギー	たんぱく質	食塩相当量
57kcal	1.5g	0.4g

【材料（2人分）】

梨 ・・・・・・・・・・・・・・・・・・・・ 30g
キャベツ ・・・・・・・・・・・・・・・・ 80g
にんじん ・・・・・・・・・・・・・・・・ 20g
プレーンヨーグルト ・・・・・ 大さじ3弱
マヨネーズ ・・・・・・・・・・・・ 小さじ2

ゆずこしょう ・・・・・・・・・・・・・・ 少々
塩 ・・・・・・・・・・・・・・・・・・・・・ 少々

【作り方】

❶ 梨は皮をむき、3cm 長さの細切りにする（芯は不要）。

❷ キャベツは 5cm 長さのせん切りにする。にんじんは洗って皮をむき、3cm 長さのせん切りにする。

❸ ②を茹でてしんなりさせる。

❹ ③をザルにあげて流水で冷やし、適度に水気を絞る。

❺ プレーンヨーグルト、マヨネーズ、ゆずこしょう、塩を混ぜ合わせる。

❻ ①、④、⑤をボウルに入れて和える。

❼ 皿に盛りつける。

さつまいもの味わいを活かしたケーキ。薄切りのままでホクホク食感に

ほくほくさつまいもケーキ

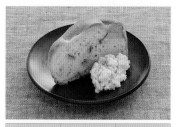

エネルギー	たんぱく質	食塩相当量
134kcal	2.9g	0.1g

【材料 (2人分)】

さつまいも ……………… 100g

ホットケーキミックス
　　……………60g(1/2 カップ強)

卵 ………… S玉1個 (約 40g)

バター……………… 12g (大さじ1)

砂糖 ……………… 小さじ2強

【作り方】

❶ オーブンを予熱する (180℃)。

❷ さつまいもは 2mm 程度の厚さに切る。

※大きさは直径 3cm 程度を目安にする。さつまいもの大きさにより輪切り、いちょう切りにする。

❸ 卵に砂糖を加え、白っぽくなるまで混ぜる。

❹ ③に溶かしたバター、ホットケーキミックスを加えてさっくりと混ぜ合わせる。

❺ ④に②を加えてさっくりと合わせる。

❻ 耐熱容器 (オーブン可のもの) に⑤を流し入れ、厚みにムラが出ないように調節する。

❼ ⑥をオーブンで焼く (180℃で 25 分)。

❽ 焼き上がったらお好みの大きさに切り、皿に盛る。

塩気を活かしたクラッカーソース。
甘味がダメでも食べやすくなる

クラッカーミルクソース

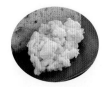

エネルギー	たんぱく質	食塩相当量
25kcal	0.7g	0.1g

【材料 (2人分)】

クラッカー ………3枚程度 (約10g)

牛乳 ………………… 小さじ2

【作り方】

❶ クラッカーを厚手のビニール袋に入れて、麺棒などでたたき、細かくする。

❷ ①と牛乳を合わせて完成。

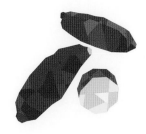

Part4 口内炎・食道炎

消化管の粘膜は抗がん薬の影響を直接受けやすいため、口内炎や食道炎もがん患者さんに多くみられる副作用の一つといえます。これらは直接食事にかかわる症状のため、多くの患者さんが食べる意欲を損なう要因となっています。

口内炎・食道炎はなぜおこる

【口内炎・食道炎ができる原因】

抗がん剤治療

投与後2〜10日目くらいから出現、2週間目ごろが最も症状が強く、3〜4週間で回復

放射線治療 （頭頸部・胸部）

照射開始後2〜3週間目ごろから出現、照射終了後約4週間で改善することが多い（照射線量や回数、個人により異なる）

口腔・食道粘膜細胞に直接作用
- 正常な細胞への障害
- 再生能力の低下

間接的に作用
- 口腔内の乾燥
- 衛生状態の悪化
- 免疫能低下

手術

食道、胃の術後

消化液の逆流による食道粘膜細胞の障害
- 消化管の形態や機能の変化

口内炎・食道炎

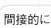
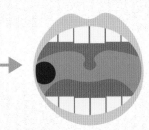

★ 「食事の工夫」や「口腔ケア」を行うことで口内炎・食道炎によっておこる苦痛（痛みや不衛生など）を和らげることができます。

口の中が乾燥しやすい方は「唾液腺マッサージ」がおすすめです

口の中が乾燥していると、むせたり、噛みにくくなったりするので、マッサージをして唾液の分泌を促しましょう。やさしくやるのがポイントです。

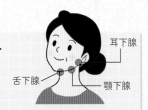

耳下腺
舌下腺
顎下腺

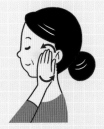

①耳下腺マッサージ

人差し指から小指までの4本の指をほおに当て、上の奥歯のあたりを後ろから前へ向かって10回まわす。

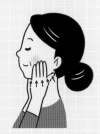

②顎下腺マッサージ

親指を下顎の骨の内側のやわらかい部分に当て、耳の下から顎の下まで5カ所くらいを順番に各5回ずつ押す。

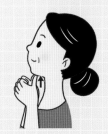

③舌下腺マッサージ

両手の親指をそろえ、顎の下から上にグーッとゆっくり5回押す。

参考：日本歯科予防センター

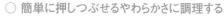

口内炎・食道炎がある方の食事

■口内炎・食道炎があるときの食事の工夫

①薄味でやわらかく、なめらかな食べものを選んで調理をしましょう

× 刺激が強い

香辛料、とうがらし、わさび、こしょう、カレー粉
など、味の濃すぎるもの（酸っぱい、しょっぱい、
甘い）、熱すぎるもの・冷たすぎるもの

× 硬い

せんべい、揚げものの衣、トースト、フランスパ
ン、パン粉、炒りごま、硬い豆、野菜の筋・皮、
硬い肉、など

× 弾力がある

硬いかたまり肉、イカ、タコ、貝類、
こんにゃく、かまぼこ、など

× 貼り付く

のり、お餅、きな粉などの粉、など

× パサパサ・ボロボロ

おから、焼きいもなどのいも類、
そぼろ肉、パラパラの炒飯・
ピラフ、など

○ 簡単に押しつぶせるやわらかさに調理する

○ 切り方の工夫でやわらかくする

皮をむく、薄く切る、細かく切る、
隠し包丁を入れる、など

○ 表面を口当たりよく・なめらかにする

しっとり仕上げる、とろみ、ソースを添える、
和え衣、など

○ やわらかく・なめらかな食べもの・料理

煮込み料理、ゼリー寄せ、ホワイトソースやルウ・
マヨネーズ・白和えなどで和えたもの
あんかけ料理、くず煮、など

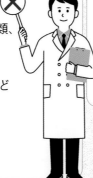

②口腔内の乾燥予防のため、水分を補いましょう

○ こまめに水分を補給する　　○ 水分の多い食べもの（スープ、あんかけ料理など）をとる

③少量ずつよく噛んで食べましょう

○ よく噛みくだき、粘膜への“あたり”をやわらげる

口腔ケアを心がけましょう

口腔内の乾燥を防ぎ、清潔に保つ。発症を遅らせて、炎症の程度を軽くします。

❶治療開始前の歯科受診

● 義歯・入れ歯のメンテナンス、むし歯の治療
● 歯垢除去による口腔内細菌数の減少

❷口腔内を清潔に保つ

● 歯みがき、ふきとり、うがい
　→特殊なヘッドブラシ、口腔
　　ケア用ティッシュ

❸口腔内および周辺の保湿

● うがい：生理食塩水（水 500mL に食塩 4.5 g）、
　　　　うがい薬（ノンアルコール、保湿剤入り）
● 保湿剤（スプレー式、ジェルタイプ、洗口剤）
● 人工唾液、オイル、リップクリーム

❹痛み止めの薬を使う

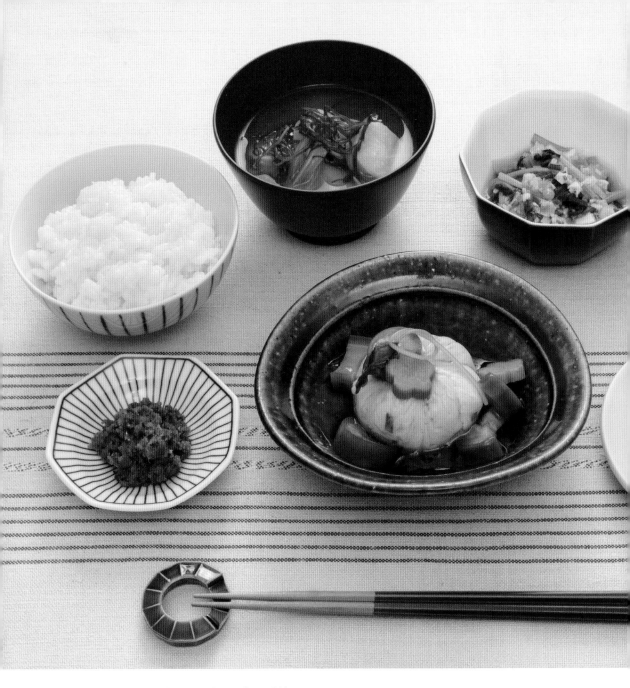

やわらかく飲み込みやすい和の膳

はんぺん海鮮蒸しととろみ汁の
なめらか献立

■ 薬味入り焼き味噌　■ 里いもとがごめ昆布のとろみ汁　■ 軟飯
■ はんぺん海鮮蒸し 〜野菜あん
■ なめらかおろし煮
■ 手作りごま豆腐 〜みたらし
■ ミルク汁粉 〜花麩入り

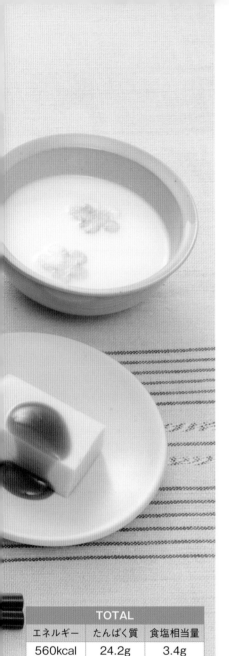

味噌の香ばしさがお粥に合う一品
香味野菜の風味が食欲を増進

薬味入り焼き味噌

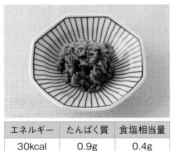

エネルギー	たんぱく質	食塩相当量
30kcal	0.9g	0.4g

【材料 (2人分)】

しょうが	2g
長ねぎ	10g
大葉	1枚
ごま油	小さじ1/2
白すりごま	小さじ1
味噌	小さじ1
みりん	小さじ1/4

【作り方】

❶ 皮をむいたしょうが、長ねぎ、大葉はみじん切りにする。

❷ 鍋にごま油を引き、①を入れ炒める。全体がしんなりしたら、白すりごま、味噌、みりんを加える。弱火にし、10分程度焦げないように加熱し、完成。

里いも＆がごめ昆布の素材でとろみ出し。
濃いめのだし汁で減塩でもおいしく

里いもとがごめ昆布のとろみ汁

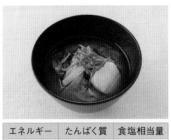

エネルギー	たんぱく質	食塩相当量
37kcal	1.4g	0.7g

【材料 (2人分)】

冷凍里いも	小4個
玉ねぎ	10g
がごめ昆布	3g
だし汁	2カップ弱
味噌	小さじ2

【作り方】

❶ 冷凍里いもは解凍し、輪切りにする。玉ねぎは皮をむき、厚めのスライスにする。

❷ がごめ昆布は水で戻し、2〜3cmに切る。

❸ 鍋にだし汁を入れ、①をやわらかくなるまで煮る。②を加え、味噌を溶き入れる。器に盛る。

TOTAL		
エネルギー	たんぱく質	食塩相当量
560kcal	24.2g	3.4g

軟飯

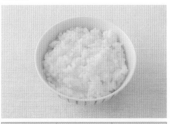

エネルギー	たんぱく質	食塩相当量
179kcal	3.0g	0.0g

はんぺん海鮮蒸し ～野菜あん

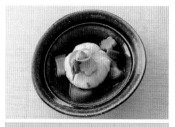

エネルギー	たんぱく質	食塩相当量
89kcal	8.4g	1.1g

【材料（2人分）】

木綿豆腐	1/3丁	なす	小 1/2 本
はんぺん	40g	だし汁	1/2 カップ
シーフードミックス(冷凍)	30g	塩	ふたつまみ
卵白	M玉 1/2 個分	しょうゆ	小さじ 1/6
片栗粉	小さじ1	酒	小さじ 1/3
塩	小さじ 1/10	片栗粉	小さじ1
酒	小さじ1	水	小さじ1
小ねぎ	適量	にんじん(花型)	4枚
		三つ葉	2本

【作り方】

❶ 木綿豆腐はよく水切りをしておく。はんぺんは適当な大きさに切る。シーフードミックスは解凍しておく。

❷ フードプロセッサーに、①、卵白、片栗粉、塩、酒を入れしっかりと混ぜ合わせる。とり出し、刻んだ小ねぎを混ぜる。

❸ ラップなどに②のタネを半量ずつのせ、茶巾形に包む（輪ゴムで止めても OK）。

❹ 蒸気を上げた蒸し器に③を入れ、10～ 15分程度蒸す（茶碗蒸し容器などで蒸してもよい）。

❺ なすは半月切りにし、水にさらしアクを抜く。にんじんは茹でる。三つ葉はさっと茹で、結ぶ。

❻ 鍋にだし汁を入れ火にかけ、沸騰させる。なすを加え、しんなりしたら、塩、しょうゆ、酒を加える。水で溶いた片栗粉でとろみをつける。

❼ 器に④を盛り、⑥のあんをかけ、にんじん、三つ葉を添える。

なめらかおろし煮

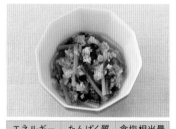

エネルギー	たんぱく質	食塩相当量
28kcal	1.6g	0.6g

【材料（2人分）】

小松菜	2～3株	酒	小さじ1
カニカマ	2～3本	大根	輪切り2cm
なめたけ	大さじ1	片栗粉	小さじ 2/3
だし汁	1/4 カップ	水	小さじ 2/3

【作り方】

❶ 小松菜はさっと茹で、冷水で冷やし、よく水気を絞る。根を落とし、4～5cm に切る。カニカマ、なめたけは細かく刻む（なめたけは汁気をとり分けると刻みやすい）。

❷ 大根は皮をむき、おろす。

❸ 鍋にだし汁、酒、①を加え、やわらかくなるまで煮る。

❹ ③に②を入れて、ひと煮立ちさせてから、水で溶いた片栗粉でとろみをつけ、器に盛る。

だしをきかせた、手作りごま豆腐。おかずにもデザートにもアレンジ可

手作りごま豆腐 ～みたらし

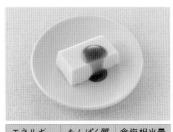

エネルギー	たんぱく質	食塩相当量
67kcal	1.3g	0.5g

【材料（2人分）】

練りごま ・・・・・・・・・・・・・・・・・ 大さじ1
くず粉 ・・・・・・・・・・・・・・・・・ 大さじ1
だし汁 ・・・・・・・・・・・・・・ 1/2 カップ
塩 ・・・・・・・・・・・・・・・・ ふたつまみ

しょうゆ ・・・・・・・・・・・・・・ 小さじ1/2
砂糖 ・・・・・・・・・・・・・・・・・・ 小さじ1
みりん ・・・・・・・・・・・・・・・ 小さじ1/2
水 ・・・・・・・・・・・・・・・・・・・ 小さじ1
片栗粉 ・・・・・・・・・・・・・・ 小さじ1/6

【作り方】

❶ ボウルにくず粉、冷やしただし汁を入れよく混ぜ合わせる。

❷ ①に練りごま、塩を加え、ダマが残らないように混ぜる。

❸ ②を鍋に入れ、弱火で焦げないように加熱する。全体に照りが出て、粘りが強くなるまで加熱を続ける。

❹ 濡らしたバットや流し缶に③を入れ、冷やし固める（流したあとにまな板などに容器を落とし、空気を抜く）。

❺ 冷やし固めたら、好みの大きさに切り、器に盛る。

❻ 鍋にしょうゆ、砂糖、みりん、水、片栗粉を入れる。弱火にかけ、とろみがつくまで加熱する。⑤にかけ完成。

牛乳で作るカロリーアップおしるこ。麩を餅の代わりにして、口当たり良好

ミルク汁粉 ～花麩入り

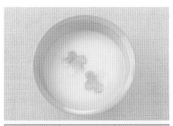

エネルギー	たんぱく質	食塩相当量
130kcal	7.5g	0.1g

【材料（2人分）】

こしあん ・・・・・・・・・・・・・・・・・ 80g
牛乳 ・・・・・・・・・・・・・・・・・ 1カップ
（こしあんの甘味、濃度に合わせ、水、砂糖をお好みで調整して入れる）

花麩 ・・・・・・・・・・・・・・・・・・・ 4枚

【作り方】

❶ 鍋にこしあん、牛乳を加え、よく混ぜ合わせる。火にかけ、ひと煮立ちさせる。

❷ 花麩は水で戻し、よく水気を絞る。

❸ 器に①を入れ、花麩を添える。

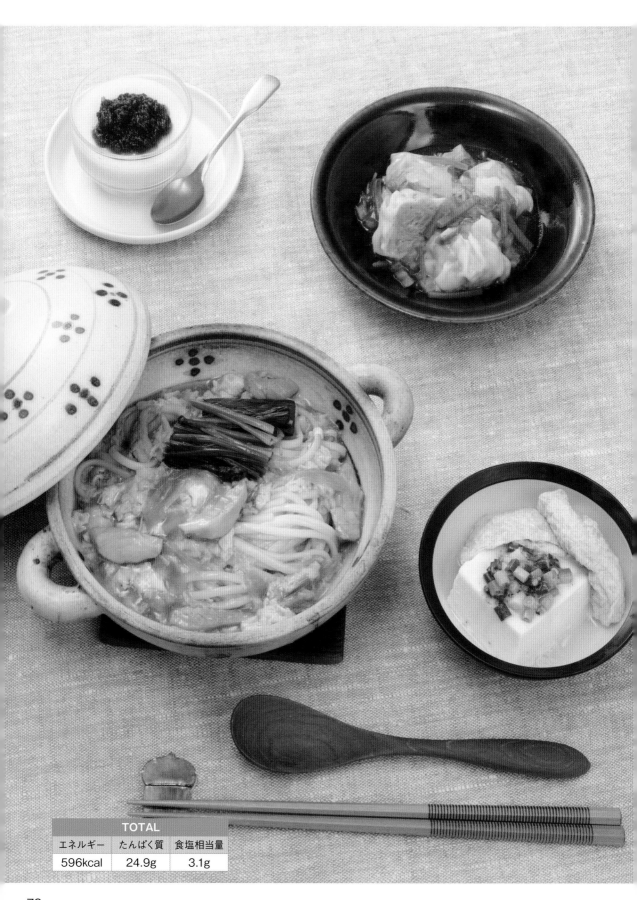

TOTAL		
エネルギー	たんぱく質	食塩相当量
596kcal	24.9g	3.1g

とろとろ・なめらか仕上げで
口当たりとのどごし良好！

親子煮込みと湯豆腐のとろける献立

■ とろとろ親子煮込みうどん

■ とろける湯豆腐

■ 簡単シュウマイ野菜煮込み

■ やわらかさつまいも寒天

やわらかく煮込んだめん＆鶏で食べやすく。ひと鍋でできる簡単あんかけうどん

とろとろ親子煮込みうどん

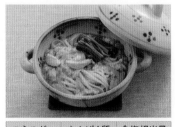

エネルギー	たんぱく質	食塩相当量
297kcal	15.7g	2.0g

【材料（2人分）】

うどん（茹で）‥‥‥‥‥‥‥1.5玉	鶏もも肉‥‥‥‥‥‥‥‥‥80g
だし汁‥‥‥‥‥‥‥‥‥‥1カップ	卵‥‥‥‥‥‥‥‥‥S玉1個
めんつゆ（3倍濃縮タイプ）	玉ねぎ‥‥‥‥‥‥中1/5個
‥‥‥‥‥‥‥‥‥1/4カップ	ほうれん草‥‥‥‥‥‥‥2株
片栗粉‥‥‥‥‥‥‥‥小さじ2	塩‥‥‥‥‥‥‥‥‥‥‥適量
水‥‥‥‥‥‥‥‥‥‥小さじ2	

※つゆ全体の栄養価は1/2量で算出

【作り方】

① 鶏もも肉は筋と脂をとり、小さめのひとくち大に切る。玉ねぎは皮をむき、薄切りにする。

② ほうれん草は塩茹でし、流水にさらす。よく絞り、4～5cmに切る。

③ 鍋にだし汁、めんつゆを入れ、火にかける。沸騰したら①を加え、火が通るまで加熱する。

④ ③にうどんを入れ、やわらかくなるまで煮込む。

⑤ ④に水で溶いた片栗粉でとろみをつける。②を加え、溶いた卵を混ぜながら流し入れる。器に盛る。

やわらかい絹ごし豆腐をさらに口当たりよく。ひと手間加えてとろける食感に

とろける湯豆腐

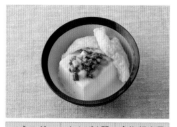

【材料（2人分）】

絹ごし豆腐 ……………… 1/2 丁
油揚げ（薄めのもの）………… 1枚
水 ………………… 1 カップ
重曹 ……………… 小さじ1/2
ごまドレッシング ………… 大さじ1
小ねぎ ……………… 1〜2本

＊たれは症状に合わせてお好み可。
（例：めんつゆ、ポン酢など）

エネルギー	たんぱく質	食塩相当量
99kcal	4.7g	0.3g

【作り方】

① 小ねぎは小口切りにする。

② ボウルにごまドレッシング、①を入れ、よく混ぜる。

③ 豆腐は4等分する（加熱によって崩れていくので大きめがよい）。油揚げも4等分する。

④ 鍋に水、重曹を入れ、よく混ぜる。③を加え、弱火にかける。煮立って汁がにごってきたら、豆腐と油揚げをとり出す。

⑤ 器に④を盛り、②のたれをかける。

シュウマイを煮込んでとろり食感に！ 豊富な野菜も切り方の工夫と加熱で量感ダウン

簡単シュウマイ野菜煮込み

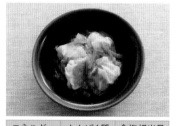

【材料（2人分）】

シュウマイ（市販）………… 4個
にんじん ………… 中 1/8 本
白菜 ……………… 2枚
水 ……………… 1/2 カップ強
鶏がら顆粒 ………… 小さじ1/2
酒 ……………… 小さじ1
しょうゆ ……………… 小さじ1/6
片栗粉 …………… 小さじ1/2
水 ……………… 小さじ1/2
ごま油 ……………… 小さじ1/2

エネルギー	たんぱく質	食塩相当量
69kcal	2.8g	0.8g

【作り方】

① シュウマイは半分に切る。

② にんじんは皮をむく。にんじんと白菜は細切りにする。

③ 鍋に、水、鶏がら顆粒、②を入れ、火にかける。火が通ってきたら、①を加える。

④ 全体がやわらかくなったら、酒、しょうゆを加え、水で溶いた片栗粉でとろみをつける。ごま油をまわし入れる。器に盛り完成。

モソモソしたさつまいもも、ミキサー使用でのどごし良好

やわらかさつまいも寒天

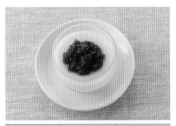

エネルギー	たんぱく質	食塩相当量
131kcal	1.7g	0.0g

【材料（2人分）】

〈さつまいも寒天〉

さつまいも	40g
水	大さじ2.5
牛乳	大さじ5
砂糖	小さじ5
粉寒天	0.6g

〈レンジでりんごソース〉

りんご	1/4個
赤ワイン	小さじ2
砂糖	小さじ5
レモン汁	小さじ1/4

【作り方】

〈さつまいも寒天〉

❶ さつまいもは皮をむき、ひとくち大に切り、やわらかく茹でる。牛乳は常温に戻しておく。

❷ ①をミキサーでなめらかになるまで、よく撹拌する。

❸ 鍋に水、砂糖、粉寒天を入れ、よく混ぜる。火にかけ、おだやかな沸騰を保ちながら、2〜3分煮溶かす。

❹ ③に牛乳を加え、よく混ぜる。

❺ ②に④を少しずつ加え、混ぜていく。器に流し入れ、冷蔵庫で冷やし固める。

〈レンジでりんごソース〉

❶ りんごは皮をむき、すりおろす（フードプロセッサーなどで代用可）。

❷ 耐熱容器に①、赤ワイン、砂糖、レモン汁を入れ、よく混ぜる。ラップをし、電子レンジ（600W）で3〜4分加熱する。

❸ 一度とり出しよく混ぜ、ラップをし、さらに3〜4分電子レンジで加熱する。

❹ 水気がなくなるまでよく混ぜ、加熱を繰り返す（ラップは外しておく）。

❺ さつまいも寒天に④のソースをかける。

---

column

とろみをつける、食感をなめらかにする材料いろいろ

片栗粉

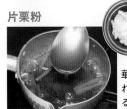

水に溶いて、加熱するととろみがつくので、あんかけ料理、中華料理などにもっともよく使われるとろみ材料。加熱し続けるか、冷めると粘度が下がる。

野菜あん

コーンスターチ

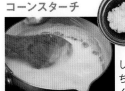

よく火を通さないと舌ざわりが悪く、透明感は出ないが、加熱し続けても冷めても、粘度が落ちにくいのが特徴。製菓に多く使われる。

ブランマンジェ

ゼラチン

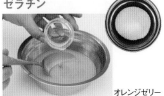

オレンジゼリー

冷やすとプルンとやわらかく固まる凝固剤。製菓に多く使われるが、口どけがよく、食感もなめらかなので、冷製の料理にも利用できる。

小麦粉＋バター

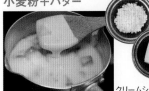

クリームシチュー

バターで小麦粉を炒め、水分を加えて溶きのばしてとろみをつける。シチューやホワイトソースなど洋風料理のとろみづけに。

とろみ剤

ウーロン茶

常温のまま液体に入れてかき混ぜるだけで、簡単にとろみがつく。お茶でもむせやすいときなどの、水分摂取に便利。

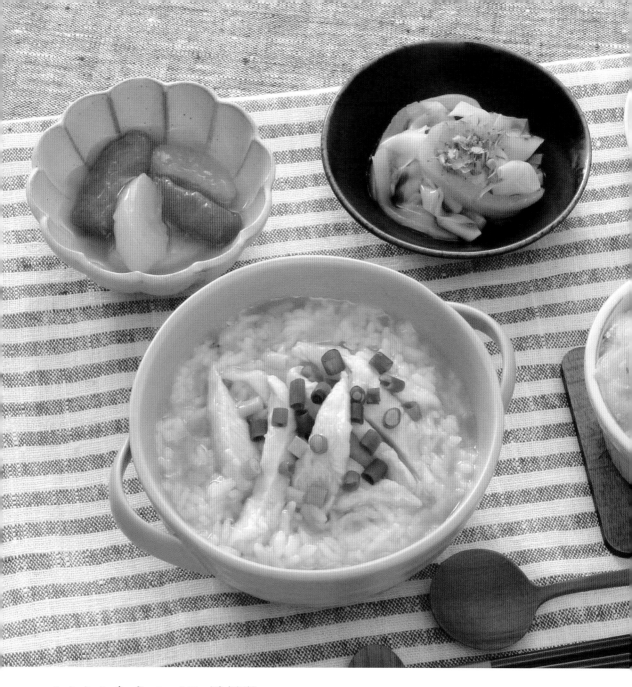

やわらか食感でのどに低刺激。
つるっと食べやすい

中華粥と和風グラタンのやわらか献立

- とろとろ中華粥
- 長いもの低温和風グラタン
- ワンタン皮のつるっとサラダ
- やわらかくず煮
- 簡単ミルクようかん

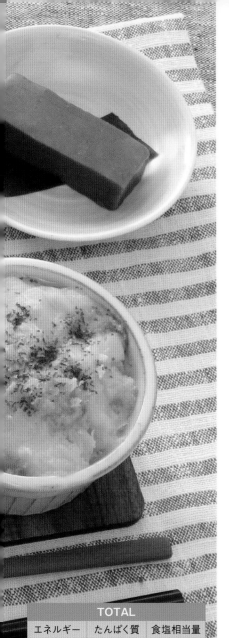

普通のお粥より粒が小さく低刺激。
症状によっては、さらにミキサーでとろとろに

とろとろ中華粥

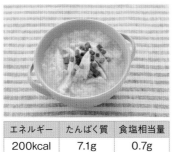

エネルギー	たんぱく質	食塩相当量
200kcal	7.1g	0.7g

材料（1合：4人分）

ごはん
　　　……茶碗小盛3杯分 (1杯110g)
水 …………………………… 4カップ
鶏がら顆粒 ………… 小さじ1.5
塩 ……………………… ひとつまみ
鶏ささみ ………………… 80g
片栗粉 ………………… 適量
ごま油 ………………… 小さじ3
小ねぎ ………………… 適量

【作り方】

① 炊き上がったごはんを用意する。
② 鶏ささみは筋をとり、細切りにして片栗粉を薄くまぶす。
③ 鍋に湯を沸かし、②を入れる。火が通ったら鍋から上げる。
④ 鍋に分量の水、①のごはんを入れて弱火にかける。木べらなどで米粒をつぶしながら煮込んでいく。米粒が痛く感じる方は、ミキサーにかけてもOK！
⑤ 3分程度煮たら③の鶏ささみ、鶏がら顆粒、塩を入れ味つけをする。
⑥ 茶碗に盛り、ごま油をかけ、刻んだ小ねぎを散らして完成。

TOTAL		
エネルギー	たんぱく質	食塩相当量
528kcal	22.7g	3.3g

長いもの低温和風グラタン

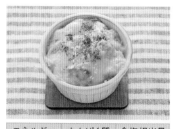

エネルギー	たんぱく質	食塩相当量
175kcal	11.0g	1.3g

【材料 (2人分)】

絹ごし豆腐 ………………… 1/2丁
白菜 ………………………… 2枚
長いも …………………… 100g
　味噌 …………………… 小さじ1
Ⓐ 和風顆粒だし …… 小さじ1/2
　しょうゆ ……………… 小さじ1

スライスチーズ …………… 1枚
パン粉 ………………… 小さじ1
バター ………………… 小さじ1
粉パセリ ………………… 適量

【作り方】

❶ 豆腐は水気をペーパーでふきとる。横半分に切り、1cmの幅に切る（8等分が目安です）。白菜は繊維に逆らって細切りにする。

❷ 鍋に湯を沸かし、①の白菜をよく茹でる。ザルにあげ、冷水にさらす。冷えたら水気をよく絞る。

❸ 長いもは皮をむき、すりおろす。ボウルに入れ、Ⓐを加えてよく混ぜる。

❹ 耐熱容器に①の豆腐と②の白菜を半量ずつ入れる。上から③の長いもを半量かける。

❺ スライスチーズを縦8等分に切り、④の上に4枚ずつ並べる（組むように並べるときれいにできます）。

❻ ⑤の上にバターをのせ、パン粉を散らす。

❼ トースターで3分加熱する（600W）。チーズが溶けたらパセリを散らす。

ワンタン皮のつるっとサラダ

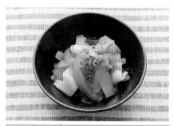

エネルギー	たんぱく質	食塩相当量
25kcal	0.6g	0.4g

【材料 (2人分)】

ワンタン皮 …………… 2〜3枚
きゅうり ………………… 40g
パプリカ (黄) …………… 40g
ポン酢 ………………… 小さじ2
けずり節 ………………… 適量

【作り方】

❶ ワンタン皮は半分に切り、さらに1cmの幅に切る。きゅうりは皮をむく。パプリカも皮をむきヘタと種をとる（ピーラーで簡単にむけます）。ワンタン皮と同じ大きさに切る。

❷ 鍋に湯を沸かし、①を入れさっと茹でる。ザルにあげ、冷水にさらして冷ます。

❸ ②の水気を絞り、器に盛る。ポン酢をかけ、けずり節を散らして完成。

重曹で野菜の繊維を壊し、とろとろ仕上げに

やわらかくず煮

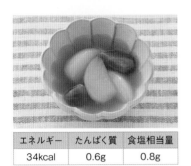

エネルギー	たんぱく質	食塩相当量
34kcal	0.6g	0.8g

【材料（2人分）】

かぶ ································ 60g	片栗粉 ················· 小さじ1
にんじん ·························· 20g	水 ······················· 小さじ1
重曹 ······················· 小さじ1	

Ａ
だし汁 ················ 1カップ
しょうゆ ·············· 小さじ2
みりん ··············· 小さじ2

【作り方】

① かぶは葉を切り落とし、皮をむく。ひとくち大に切り面とりをする。にんじんも皮をむき、かぶと同様に切る。

② 鍋に水、①を入れ火にかける。沸騰したら重曹を入れ、やわらかくなるまで茹でる（約3分）。

③ 鍋に②の野菜、Ａを入れ火にかける（約5分）。このとき、野菜はあらかじめさっと水で流し、重曹を落とす。

④ 水で溶いた片栗粉を③に入れ、とろみをつける。

⑤ 器に盛り完成。

たんぱく質もとれる簡単おやつ。切り分けて分割食にもってこい

簡単ミルクようかん

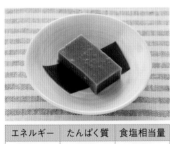

エネルギー	たんぱく質	食塩相当量
94kcal	3.4g	0.1g

【材料（2人分）】

Ａ
こしあん ················ 50g
牛乳 ····················· 50g
砂糖 ················· 小さじ2

粉ゼラチン ················· 1.3g

（飾り）笹の葉 ··············· 2枚

【作り方】

① 鍋にＡを入れ、フツフツとするまで混ぜながら火にかける。

② 火を止め、①を混ぜながら粉ゼラチンを入れよく溶かす。

③ 流し缶などの水で濡らした容器に入れ、粗熱をとる。粗熱がとれたら冷蔵庫で冷やす。

④ 固まったら切り分け、器に盛り完成。

下痢や便秘は、がん患者さんによくみられる症状で、治療中は排便が順調にいかないことも多くあります。重症化しないように、早めの受診によるコントロールが必要です。

下痢はなぜおこる

■ 下痢とは?

水分を多く含む便(水溶便など)が多量に排泄される状態

【がん患者さんの下痢の原因】

1　抗がん剤の投与、腹部への放射線照射などによる治療による副作用
2　胃や腸の手術後の癒着・腸の不完全な閉塞
3　胃腸の機能低下
4　刺激の強すぎる食事
5　抗生物質の投与
6　何らかの感染
7　精神的・心理的な緊張

便秘はなぜおこる

■ 便秘とは?

便が十分かつ快適に出ない状態が続くために、日常生活に支障をきたしている状態

【がん患者さんの便秘の原因】

1　抗がん剤の投与、腹部への放射線照射などによる治療による副作用
2　胃腸機能の低下
3　刺激の強い食事や水分の摂取量の低下
4　抗生物質の投与
5　運動不足
6　心理的な負担　　　　など

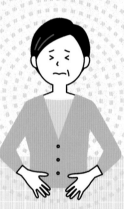

便秘を改善するためのケア

● 食物繊維を適度にとる。

● 毎日、朝食後に便意があってもなくてもトイレに行き、規則的な排便の習慣をつくる。

● 便意があったら我慢をしない。

● 1日に10〜15分程度の適度な運動をする。

● 1日にコップ7〜8杯ほどの水分をとる。

● 空腹時(起床時など)に、冷水や牛乳を飲む。

● 腹部を温める(入浴でもよい)。

● 下剤の服用、座薬や浣腸によって排便を促す(使用方法は、医師や看護師とよく相談し、その指示に従う)。

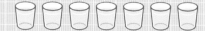

下痢がある方の食事

■下痢があるときの食事の工夫

野菜や果物に含まれる水溶性の食物繊維は腸の働きをととのえます。煮物やスープなど、やわらかく加熱してとるようにします。
- ●水・スポーツ飲料など 水分の補給をこまめにする
- ●症状が落ち着いてきたら、スープやゼリー、果物などを少しずつとり始める
- ●食事がとれそうな場合は、温かく消化のよいものを中心に小盛量から食べてみる

■下痢が続くときは

下痢が続くと、嘔吐と同様に電解質が体外に排出されてしまうので、電解質の異常が生じたり、食欲不振や腹痛、倦怠感、肛門周囲のただれ、脱水症状、栄養状態の悪化などがおこります。
- ●刺激が強い食品は避ける
  硬く消化が悪い食品、油の多い食品・料理（揚げものなど）、牛乳・乳製品、香辛料を多量に使用した食品、アルコール、カフェインを含む食品・飲料など
- ●腹部を温めると、腸管運動の亢進が治まって痛みを和らげ、消化・吸収も促される
- ●重症の場合、水分がとれない場合は、かかりつけの病院に相談する

便秘がある方の食事

■便秘があるときの食事の工夫

- ●水分を積極的にとる
- ●食物繊維（水溶性＋不溶性）を含む食材を取り入れ、食べやすく調理する
- ●乳酸菌入りの食品を利用する
- ●適度な油脂をとる
  （腸粘膜を刺激し、蠕動運動を活発にする）

■便秘が続くときは

およそ3日以上排便がないとき、下剤を使って1～2日たっても便が出ないとき、腹痛や嘔吐があるときは医師や看護師に相談しましょう。

　また、おなら（排ガス）が出ない、腹痛がある、嘔吐する、おなかがひどく張る（腹部膨満感がある）と感じた場合は、腸閉塞（イレウス）の可能性もあるため、すぐに医師や看護師に伝えましょう。

水溶性食物繊維（性質：水に溶ける）		
種類	働き	含まれる食品例
ペクチン	腸内細菌の発酵を受けやすく、乳酸菌などの有益菌を増やし、腸内環境の改善に働く。	熟した果物
アルギン酸		昆布、わかめ
グルコマンナン		こんにゃく製粉 ※こんにゃくやしらたきになると不溶性食物繊維が多くなります。
イヌリン		ごぼう、キクイモなど

不溶性食物繊維（性質：水に溶けない）		
種類	働き	含まれる食品例
セルロース	便のかさを増やす。腸管を刺激し便通を促進したり、腸内に発生した有害物質を排泄する。	穀類、豆類、野菜類
ヘミセルロース		穀類、豆類、野菜類
プロトペクチン		未熟な果物
リグニン		豆類、穀類の外皮、野菜類

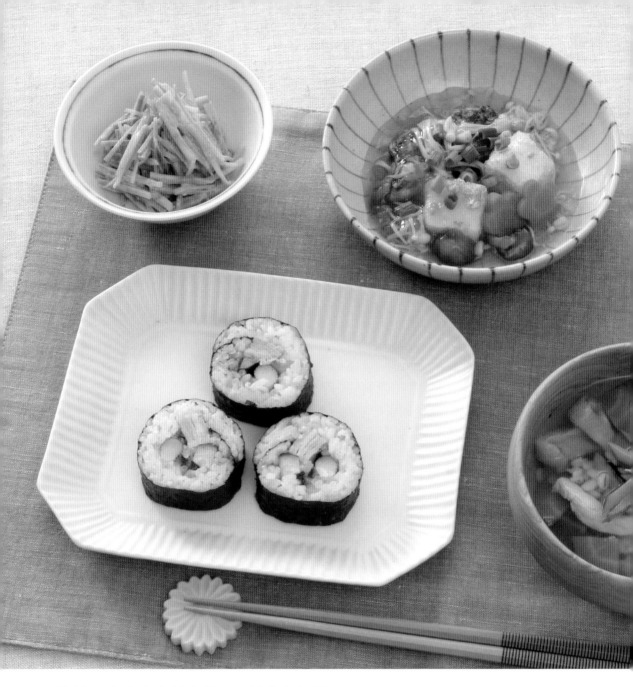

繊維の豊富な食材を使って便秘を解消

韓国風太巻きと揚げ出し豆腐の
さっぱり献立

- 韓国風太巻き（便秘の方向き）
- 彩り揚げ出し豆腐 〜なめこあん（便秘の方向き）
- ごぼうの和風ヨーグルト和え（便秘の方向き）
- だし香る麦入り具だくさん汁（便秘の方向き）
- 繊維たっぷりこんにゃく餅（便秘の方向き）

主食にも繊維の豊富な具材を使用。
市販惣菜の活用で手軽に調理

韓国風太巻き 便秘の方向き

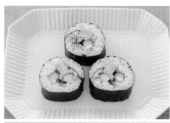

エネルギー	たんぱく質	食物繊維	食塩相当量
226kcal	6.9g	1.2g	0.8g

【材料（3本分：5〜6人前）】

精白米	2合
寿司酢	米2合分
白炒りごま	大さじ1.5
ごま油	小さじ2/3
厚焼き卵	卵1個分程度
きゅうり	1/2本
カニカマ	6本
もやし	80g

B {
小松菜	2株
塩	適量

A {
おろしにんにく	小さじ1/3
塩	小さじ1/6
砂糖	小さじ1
酢	小さじ1.5
ごま油	小さじ1
白炒りごま	小さじ1
}
}

コチュジャン	適量
のり（全形）	3枚

＊Bは惣菜のナムルでも可。

【作り方】

❶ 精白米は洗い、通常より少なめの水量で炊飯し、硬めに仕上げる。

❷ ①に寿司酢、白炒りごま、ごま油を加え、切るように混ぜる。

❸ 厚焼き卵※は細長く切る。きゅうりは縦半分に切る。

❹ もやしを茹で、よく水気を絞る。小松菜は塩茹でし、よく水気を絞り、4〜5cmに切る。

❺ ボウルにAを入れ、よく混ぜる。

❻ ⑤に④を加え、よく和える。

❼ 巻きすにのりをおき、奥2〜3cmを残し、②を平らに広げる。手前にコチュジャン、③、⑥、カニカマをのせ、巻きあげる。お好みの厚さに切り分け、器に盛る。

※厚焼き卵は市販品でも、手作りでも可。

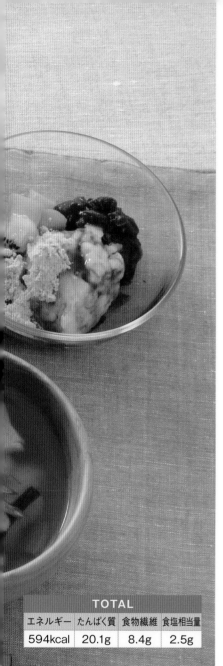

TOTAL			
エネルギー	たんぱく質	食物繊維	食塩相当量
594kcal	20.1g	8.4g	2.5g

彩り揚げ出し豆腐 〜なめこあん 便秘の方向き

なめこのとろみを活かしたきのこあん。彩りよい2色の衣が食欲を増進

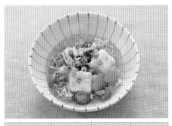

エネルギー	たんぱく質	食物繊維	食塩相当量
118kcal	5.8g	1.5g	0.5g

【材料(2人分)】

木綿豆腐	1/3 丁	えのきたけ	30g
干しエビ	小さじ1	だし汁	1/4 カップ
青のり	少々	塩	ひとつまみ
片栗粉	小さじ2	しょうゆ	小さじ 2/3
揚げ油	適量	酒	小さじ1
小ねぎ	1/2 本	みりん	小さじ1
にんじん	4枚(15g)	片栗粉	小さじ 2/3
なめこ	30g	水	小さじ 2/3

【作り方】

① 木綿豆腐は軽く水きりし、4等分に切る。

② 干しエビは細かく砕くか刻む。

③ ①の豆腐に干しエビ、青のりを各2つずつまぶす。

④ ③に片栗粉を薄くまぶす。

⑤ 揚げ油を170℃に熱し、④を入れ、衣が固まるまで揚げる。

⑥ 小ねぎは小口切りにする。にんじんは皮をむき、5mm幅の花型に抜き、茹でる。

⑦ 鍋になめこ、えのきたけ、だし汁を入れ、やわらかくなるまで煮る。塩、しょうゆ、酒、みりんを加え、ひと煮立ちさせる。

⑧ ⑦に水で溶いた片栗粉でとろみをつける。

⑨ 器に⑤を各1個ずつ盛りつけ、⑧をかけ、小ねぎを散らす。にんじんを添える。

ごぼうの和風ヨーグルト和え 便秘の方向き

食物繊維と乳酸菌が一品でとれる。味噌のコクをプラスした和風ヨーグルト和え

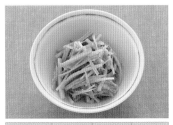

エネルギー	たんぱく質	食物繊維	食塩相当量
47kcal	1.5g	2.6g	0.4g

【材料(2人分)】

ごぼう	1/2 本
にんじん	中 1/5 本
ごま油	適量
プレーンヨーグルト	小さじ4
味噌	小さじ1/2
しょうゆ	小さじ1/2
砂糖	小さじ1

【作り方】

① ごぼう、にんじんは皮をむき、せん切りにする。

② 熱したフライパンに、ごま油を引き、①をさっと炒める。

③ ボウルにプレーンヨーグルト、味噌、しょうゆ、砂糖を入れ、よく混ぜる。

④ ③に②を加え、よく和え、器に盛る。

だし香る麦入り具だくさん汁 便秘の方向き

繊維豊富な押麦を使った具だくさん汁。押麦のプチプチ食感を楽しめる食べる汁

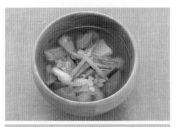

エネルギー	たんぱく質	食物繊維	食塩相当量
82kcal	4.3g	1.4g	0.8g

【材料 (2人分)】

鶏むね肉	20g	絹さや	2枚
押麦	小さじ2	煮干し	適量(多め)
さつまいも	1/6本	水	250mL(使用量)
油揚げ	1/3枚	味噌	小さじ2
にんじん	中1/8本		

【作り方】

❶ 煮干しは頭とはらわたを除き、蒸発分を見込んだ水に1時間以上浸けておく。

❷ ①を弱めの中火にかけ、沸騰したら火を弱め、アクをとりながら煮出し、煮干しをとり出す。

❸ 鶏むね肉は細切りにする。

❹ 油揚げは熱湯をかけ、油抜きをし、短冊切りにする。さつまいもは厚めのいちょう切りにする。にんじんは皮をむき、いちょう切りにする。

❺ 絹さやは筋をとり、茹で、せん切りにする。

❻ ②を沸騰させ、押麦を加えて弱火にし、ふたをする。

❼ 5〜6分たったら、③、④を加え、やわらかくなるまで加熱する。味噌を加える。

❽ ⑦を器に盛り、⑤の絹さやを添えて完成。

繊維たっぷりこんにゃく餅 便秘の方向き

手作りこんにゃくデザート。あんみつ風やきな粉餅風にアレンジ可

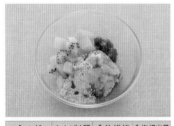

エネルギー	たんぱく質	食物繊維	食塩相当量
81kcal	1.6g	1.7g	0.0g

【材料 (2人分)】

こんにゃく (白)	50g	きな粉	小さじ1
牛乳	小さじ5	あんこ	10g
砂糖	小さじ2	黒蜜	小さじ1
片栗粉	大さじ2		
キウイフルーツ	1/5個		
黄桃缶	半割1/3個		

【作り方】

❶ こんにゃくは茹で、よく洗っておく。

❷ ①をフードプロセッサーなどで細かくする。

❸ ②に牛乳、砂糖を加え、よく混ぜ合わせる。

❹ ③を鍋に移し、片栗粉を加え、よく混ぜ、火にかける。

❺ 多少粘度がついてきたら弱火にし、焦げないように混ぜる。全体に粘度がついたら、火を止める。

❻ ⑤をスプーンなどでひとくち大に分け、氷水の張ったボウルに落とし入れる。

❼ 皮をむいたキウイフルーツ、黄桃は角切りにし、和える。

❽ 器に⑥、きな粉、あんこ、黒蜜を盛り、⑦を添える。

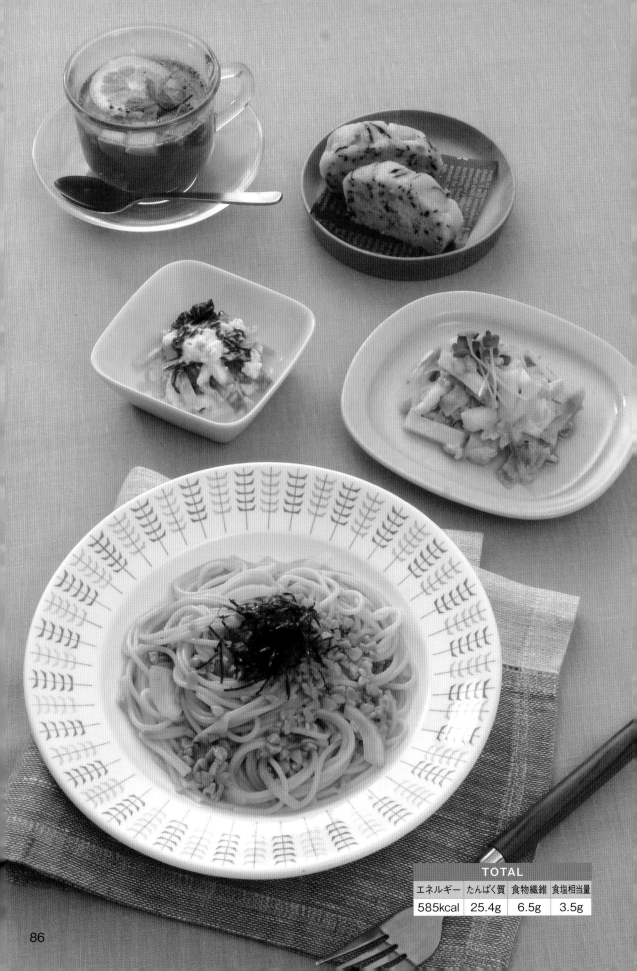

TOTAL			
エネルギー	たんぱく質	食物繊維	食塩相当量
585kcal	25.4g	6.5g	3.5g

発酵食品で腸を活発化！ 食物繊維を効率よくとる

納豆味噌のパスタと冷製スープの腸活献立

■ 納豆味噌の腸活パスタ（下痢の方・便秘の方向き）

■ アボカドのさわやか冷製スープ（下痢の方・便秘の方向き）

■ 卵と長いものサッと炒め（下痢の方・便秘の方向き）

■ 小松菜のヨーグルト白和え（下痢の方・便秘の方向き）

■ 茹で蒸しパン ～ひじきコーン（便秘の方向き）

2種類の発酵食品で腸活効果。非加熱で菌を生きたままとり入れる！

納豆味噌の腸活パスタ 下痢の方・便秘の方向き

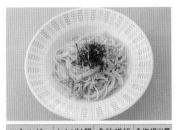

エネルギー	たんぱく質	食物繊維	食塩相当量
262kcal	11.0g	3.1g	1.2g

【材料（2人分）】

パスタ(乾) ……………… 100g
新玉ねぎ ……………… 20g

ひき割り納豆
……… 1パック(50g 程度)

A 納豆のたれ…… 1袋(付属のもの)
しょうゆ ……………… 小さじ1
味噌 ……………… 小さじ1

ごま油 ……………… 小さじ1/2
刻みのり ……………… 適量

【作り方】

❶ パスタを表示時間どおり茹でる。

❷ 新玉ねぎは 3cm 長さの薄いスライスにする。

❸ 大きめのボウルに②、A を入れよく混ぜる。

❹ ③に①とごま油を加えて均一に和える。

❺ ④を器に盛りつけ、上に刻みのりを飾って完成。

実は食物繊維豊富なアボカド。スープで水溶性食物繊維を効率よくゲット

アボカドのさわやか冷製スープ 下痢の方・便秘の方向き

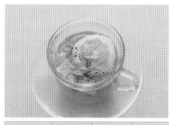

エネルギー	たんぱく質	食物繊維	食塩相当量
55kcal	1.1g	1.5g	1.3g

【材料（2人分）】

アボカド ‥‥‥‥‥‥‥‥‥‥ 40g
トマト ‥‥‥‥‥‥‥‥‥‥‥ 80g
レモン輪切り ‥‥‥‥‥‥‥ 2切れ
水 ‥‥‥‥‥‥‥‥‥‥ 1.5カップ
コンソメ顆粒 ‥‥‥‥‥‥ 小さじ2
黒こしょう ‥‥‥‥‥‥‥‥ 適量
ミント類（飾り用）‥‥‥‥‥ 適量

【作り方】

❶ アボカドは皮と種をとり、1cm角の角切りにする。トマトは皮をむいて1cm角の角切りにする。

❷ 分量の水が沸騰したら火を消して、コンソメ顆粒を溶かす。

❸ ②に①を加え、粗熱がとれたら冷蔵庫で冷やす。

❹ お好みの温度になったら器に盛りつける。黒こしょうをふり、レモン、ミントを飾る。

手早い調理がポイント！

卵と長いものサッと炒め 下痢の方・便秘の方向き

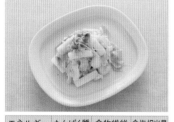

エネルギー	たんぱく質	食物繊維	食塩相当量
87kcal	6.3g	0.7g	0.3g

【材料（2人分）】

卵 ‥‥‥‥‥‥‥‥ 1個（50g）
春キャベツ ‥‥‥‥‥‥‥‥ 40g
長いも ‥‥‥‥‥‥‥‥‥‥ 60g
みょうが ‥‥‥‥‥‥‥‥ 1/2個
オリーブ油 ‥‥‥‥‥‥ 小さじ1

めんつゆ（3倍濃縮）‥‥‥‥ 小さじ1
※希釈せずに使用
かいわれ大根 ‥‥‥‥‥‥‥ 適量

【作り方】

❶ 春キャベツは1cm幅、3cm長さの短冊切りにする。

❷ 長いもは皮をむき5mm角、3cm長さの拍子切りにする。みょうがは3cm長さのせん切りにする。

❸ かいわれ大根は3cm長さに切る。

❹ フライパンにオリーブ油を引き、①を炒める。

❺ キャベツがしんなりしたら溶き卵を加え、半熟まで炒める。

❻ ⑤の火を消し、②とめんつゆを加えて余熱でサッと炒める。

❼ 器に盛りつけ、③を飾る。

ヨーグルトを加えたさっぱり白和え。乳酸菌で整腸作用も期待できる

小松菜のヨーグルト白和え 下痢の方・便秘の方向き

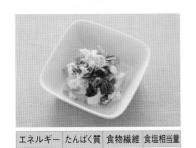

エネルギー	たんぱく質	食物繊維	食塩相当量
61kcal	3.9g	0.8g	0.3g

【材料（2人分）】

小松菜	50g
にんじん	20g
プレーンヨーグルト	60g
木綿豆腐	60g
塩	少々
砂糖	小さじ2
けずり節	適量

【作り方】

❶ プレーンヨーグルトは1時間以上かけて水きりする。木綿豆腐を茹でて水きりする（電子レンジ加熱でもOK）。

❷ 小松菜は2cm長さに切る。にんじんは5mm幅、3cm長さの短冊切りにする。

❸ 耐熱容器に②を入れ、電子レンジで加熱する（500Wで2分程度）。

❹ ①と塩、砂糖、けずり節をよく混ぜる。さらに③を加えて均一に和え、器に盛りつける。

パッククッキングで蒸し器いらず。体調に合わせたアレンジも簡単

茹で蒸しパン ～ひじきコーン 便秘の方向き

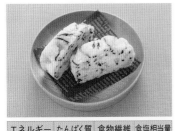

エネルギー	たんぱく質	食物繊維	食塩相当量
120kcal	3.1g	0.4g	0.4g

【材料（2人分）】

ホットケーキミックス	40g
牛乳	30cc
ひじき（乾燥）	1g
スイートコーン	10g
ツナ水煮缶	10g
マヨネーズ	小さじ2

【作り方】

❶ たっぷりの水でひじきを戻し、水気を絞っておく。

❷ ボウルに①とその他の材料すべてを加え、よく混ぜる。

❸ ②を耐熱ポリ袋に入れて空気を抜くようにし、袋の上部をほどけないようにひとつ結びをしてしっかり縛る。

❹ たっぷりの熱湯の中に入れ、ふたをして10分間茹でる。上下を返したらふたをしてさらに10分間茹でる。

❺ 袋からとり出し、2等分にする。皿に盛りつけて完成。

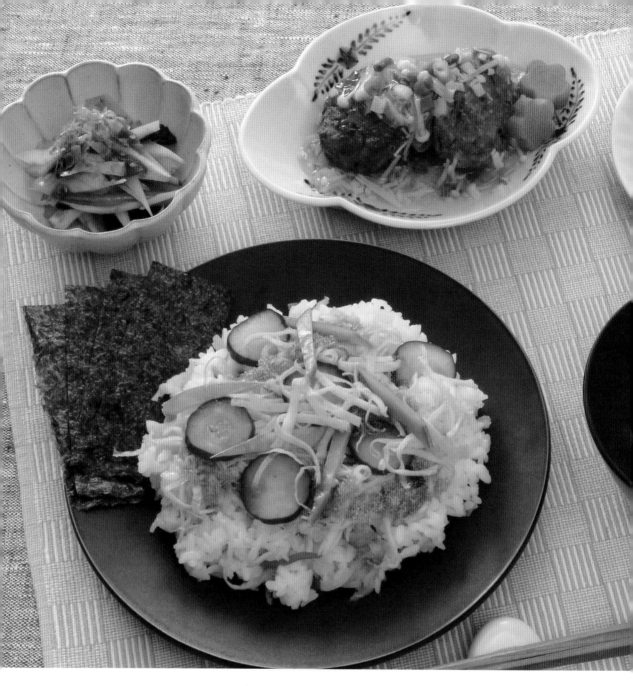

変わりちらしとすまし汁のすっきり献立

- 市販惣菜を活用!! 変わりちらし（便秘の方向き）
- とろとろすまし汁（便秘の方向き）
- 繊維たっぷりやわらか鶏つくね 〜きのこあんかけ（便秘の方向き）
- ごぼうのさっぱり梅和え（便秘の方向き）
- 簡単 さつまいも大福（便秘の方向き）

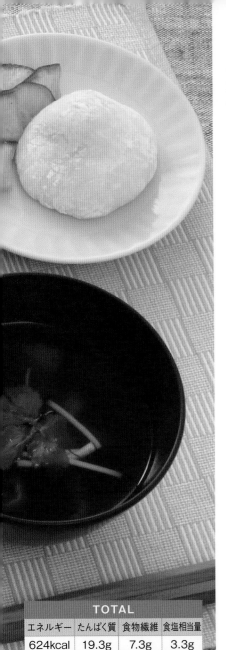

市販の切り干し大根を使用した簡単ちらし。
ひじきの煮物やきんぴらごぼうなどでも可能

市販惣菜を活用!! 変わりちらし

便秘の方向き

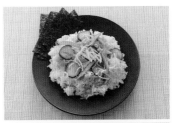

エネルギー	たんぱく質	食物繊維	食塩相当量
262kcal	6.6g	1.4g	1.0g

材料（1合分）

精白米		1合
A	酢	小さじ4
	砂糖	大さじ1
	塩	小さじ1/6

＊Aは寿司酢で代用可 ………… 大さじ1

切り干し大根の煮物（市販）	70g
卵	M玉2/3個
サラダ油	小さじ1/4
きゅうり	1/4本
塩	適量
桜でんぶ	小さじ2
焼きのり	適量
絹さや	2〜3枚
茹で塩	適量

【作り方】

❶ 切り干し大根の煮物は細かく切る。
❷ 鍋にAを入れ火にかけ、煮溶かす。粗熱をとる。
❸ ごはんを切るように混ぜながら、②を少しずつ加える。切り干し大根を加え、混ぜ合わせる。
❹ 卵は割りほぐし、熱したフライパンにサラダ油を引き、薄く焼き、細切りにする。
❺ きゅうりは輪切りにし、塩もみをする。しばらく置き、軽く水洗いをし、水気をよく絞る。
❻ 絹さやは筋をとり、塩茹でする。冷やし、せん切りにする。
❼ 器に③を盛り、④、⑤、桜でんぶ、焼きのり（お好み）※、⑥を飾る。

※手巻きのように巻いてもよい。

TOTAL			
エネルギー	たんぱく質	食物繊維	食塩相当量
624kcal	19.3g	7.3g	3.3g

食物繊維がたっぷりのとろみ汁。もずく＆なめこで、とろっとのどごし良好

とろとろすまし汁

便秘の方向き

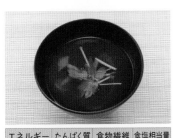

エネルギー	たんぱく質	食物繊維	食塩相当量
7kcal	0.4g	0.9g	0.9g

【材料（2人分）】

もずく	60g
なめこ	30g
だし汁	1カップ弱
塩	小さじ1/4
しょうゆ	小さじ1/3
酒	小さじ1
三つ葉	3本

【作り方】

❶ もずくはざく切りにする。
❷ 三つ葉は3〜4cmに切る。
❸ 鍋に①、なめこ、だし汁を入れ、火にかける。
❹ ③に塩、しょうゆ、酒を加え、ひと煮立ちさせる。三つ葉を加える。
❺ 器に盛る。

豆腐＋れんこんでふわっと食感の鶏つくね。きのこあんで繊維と水分も同時に摂取

繊維たっぷりやわらか鶏つくね 〜きのこあんかけ

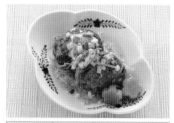

エネルギー	たんぱく質	食物繊維	食塩相当量
206kcal	10.1g	2.4g	0.9g

【材料（2人分）】

〈鶏つくね〉

木綿豆腐 ‥‥‥‥‥‥‥	1/5丁
鶏ひき肉 ‥‥‥‥‥‥‥	40g
れんこん ‥‥‥‥‥‥‥	40g
にんじん ‥‥‥‥‥‥‥	10g
ひじき（乾） ‥‥‥‥‥	小さじ1
もやし ‥‥‥‥‥‥‥‥	10g
グリンピース（冷凍） ‥‥	10粒程度
Ⓐ　卵 ‥‥‥‥‥‥	M玉1/3個
片栗粉 ‥‥‥‥‥	大さじ1
塩 ‥‥‥‥‥‥	ふたつまみ
揚げ油 ‥‥‥‥‥‥‥‥	適量

〈きのこあんかけ〉

えのきたけ ‥‥‥‥‥‥	40g
白菜 ‥‥‥‥‥‥‥‥‥	40g
カニカマ ‥‥‥‥‥‥‥	2本
小ねぎ ‥‥‥‥‥‥‥‥	1/2本
にんじん ‥‥‥‥‥‥‥	4枚
だし汁 ‥‥‥‥‥‥‥‥	大さじ5強
塩 ‥‥‥‥‥‥‥‥‥‥	小さじ1/10
しょうゆ ‥‥‥‥‥‥‥	小さじ1/6
酒 ‥‥‥‥‥‥‥‥‥‥	小さじ1/2
片栗粉 ‥‥‥‥‥‥‥‥	小さじ1.5
水 ‥‥‥‥‥‥‥‥‥‥	小さじ1.5

【作り方】

〈鶏つくね〉

❶ 木綿豆腐は水きりをする。

❷ れんこんは皮をむき、すりおろす。

❸ にんじんは皮をむき、みじん切りにする。ひじきはよく洗い、水で戻し、よく水気を絞る。

❹ もやしはざく切りにする。

❺ ボウルに①、②、鶏ひき肉、Ⓐを加え、よく混ぜる。半分に分ける。

❻ ⑤の片方には、③を混ぜ込む。もう片方には、④、グリンピースを混ぜ込む。それぞれを2等分にして丸く成型する。

❼ 180℃の油で7〜8分、きつね色になる程度に揚げる。

❽ 器に2種の鶏つくねを1つずつ盛り、飾る。

〈きのこあんかけ〉

❶ えのきたけは石づきをとり、4〜5cmに切る。白菜は細切りにする。カニカマは小口切りにし、細かくほぐす。

❷ 小ねぎは小口切りにする。にんじんは花型に抜き、茹でる。

❸ 鍋に①、だし汁を入れ、やわらかくなるまで加熱する。塩、しょうゆ、酒を加える。水で溶いた片栗粉を加え、ひと煮立ちさせる。

❹ 2種の鶏つくね盛りに③をかけ、②を飾る。

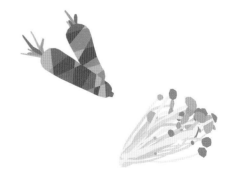

食物繊維豊富なごぼうの変わりレシピ。梅干しとごまの風味が食欲をそそる

ごぼうのさっぱり梅和え 便秘の方向き

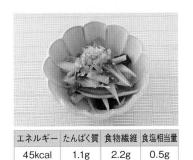

エネルギー	たんぱく質	食物繊維	食塩相当量
45kcal	1.1g	2.2g	0.5g

【材料（2人分）】

ごぼう …………………… 60g	白炒りごま ………… 小さじ1/2
小松菜 ……………………2株	けずり節 ………………… 適量
塩 ………………………… 適量	
梅干し ………………… 1.5個	

A
みりん ……… 小さじ2/3
砂糖 ……………… 小さじ1
酒 ………… 小さじ2/3

【作り方】

1. ごぼうは皮をこそぎ、ささがきにし、さっと茹でる。小松菜は塩茹でにし、冷やす。よく水気を絞り、4〜5cmに切る。
2. 梅干しは種をとり、つぶす。
3. 鍋にAを入れ、さっと煮溶かす。
4. ボウルに①、②、③、白炒りごまを入れ、よく和える。
5. 器に盛りつけて、けずり節をのせる。

電子レンジ調理で簡単手作り和菓子。繊維が豊富なさつまいもをあんに使用

簡単 さつまいも大福 便秘の方向き

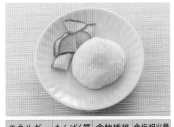

エネルギー	たんぱく質	食物繊維	食塩相当量
104kcal	1.1g	0.4g	0.4g

【材料（2人分）】

白玉粉 ………………… 大さじ3	バター …………… 小さじ1/2
砂糖 …………………… 小さじ2	砂糖 ……………………小さじ1
水 ……………… 1/4カップ	さつまいも ……………… 10g
片栗粉 …………………… 適量	揚げ油 …………………… 適量
さつまいも ……………… 20g	

【作り方】

1. 耐熱皿に白玉粉、砂糖を入れ、よく混ぜ合わせる。
2. ①に少しずつ水を加えながら、ダマにならないようよく混ぜ合わせる。
3. ②を電子レンジで3〜4分加熱する。ムラにならないように、ヘラなどでよく練り上げる。
4. バットなどに片栗粉を入れ、③を2等分にして入れる。周りに片栗粉をよくまぶす。
5. さつまいもは皮をむき、小さめの角切りにし、茹でる。
6. ボウルに⑤、バター、砂糖を入れ、つぶしながらよく混ぜる。
7. ④を丸くのばし、2等分にした⑥をそれぞれ包み込む。
8. さつまいもを薄めのいちょう切りにし、180℃の油ででさっと揚げる。
9. 器に⑦、⑧を盛りつける。

がん患者さんは、抗がん剤や放射線治療によって骨髄の血液細胞をつくる働きが低下し、貧血になる場合があります。食欲不振などが原因で食事摂取量が低下すると、鉄欠乏性貧血も重複して発症することもあります。

貧血はなぜおこる

【血液の成分】
血液は骨の中の「骨髄」でつくられています。

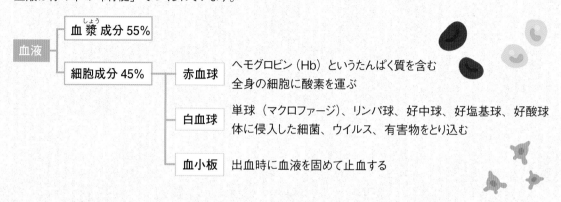

血液 ─ 血漿 成分 55%
　　　└ 細胞成分 45% ─ 赤血球　ヘモグロビン（Hb）というたんぱく質を含む
　　　　　　　　　　　　　　　　　全身の細胞に酸素を運ぶ
　　　　　　　　　　　├ 白血球　単球（マクロファージ）、リンパ球、好中球、好塩基球、好酸球
　　　　　　　　　　　　　　　　　体に侵入した細菌、ウイルス、有害物をとり込む
　　　　　　　　　　　└ 血小板　出血時に血液を固めて止血する

貧血のときのからだの状態は?

● ヘモグロビン（Hb）値が低下
　酸素を運ぶ血液中のヘモグロビン濃度が低下するため、酸素の運搬が悪くなり、各臓器へ酸素の提供が不足している状態に
● 脳に酸素がいかない
　めまいがする、頭が重い、ふらふらする、身体がだるい、疲れやすい、爪が薄く反り返る、手足が冷たい、などの症状になる。※自覚症状がない場合も多い

【がん患者さんにおける貧血の原因】

化学療法・放射線療法	➡	抗がん剤による化学療法開始後や放射線療法開始後（照射部位や線量によって）、骨髄で血液（赤血球）をつくる働きが低下します。
胃の切除後	➡	[ビタミンB$_{12}$欠乏性貧血] 胃の手術により、ビタミンB$_{12}$が吸収されにくくなります。肝臓に貯蓄してあるビタミンB$_{12}$を消費していき、数年後、貧血を発症します。 [鉄欠乏性貧血] ● 食事摂取量の減少による「鉄分の摂取不足」 ● 胃の全摘により胃酸が減少し、鉄の吸収障害がおこり、発症します。
食事量低下による栄養素不足	➡	赤血球の材料となる栄養素（たんぱく質、鉄分、ビタミン類など）が不足します。
その他の原因	➡	出血、血液のがん、薬剤により、吸収障害をおこします。

貧血の方の食事

■貧血の食事療法（鉄欠乏性貧血の場合）

1. エネルギー・たんぱく質を十分とる
2. 鉄分の豊富な食品をとる
3. 鉄分とビタミンCを同時にとる
4. 食事中・食事前後はタンニンを多く含む濃い緑茶、紅茶・コーヒーなどは控える
   - 緑茶は極力薄めに入れるか、麦茶にする
   - 食間は通常の濃さでもOK

鉄の豊富な食品と吸収率

参考資料：7訂日本食品標準成分表

〈動物性食品〉（肉類・魚介類）ヘム鉄
1回使用量当たりの鉄含有量

〈植物性食品〉（海藻類・豆類・野菜類）非ヘム鉄
1回使用量当たりの鉄含有量

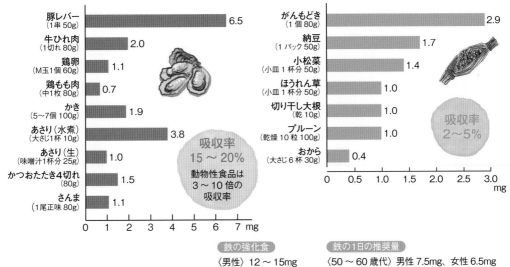

- 豚レバー（1串50g）6.5
- 牛ひれ肉（1切れ80g）2.0
- 鶏卵（M玉1個60g）1.1
- 鶏もも肉（中1枚80g）0.7
- かき（5～7個100g）1.9
- あさり（水煮）（大さじ1杯100g）3.8
- あさり（生）（味噌汁1杯分25g）1.0
- かつおたたき4切れ（80g）1.5
- さんま（1尾正味80g）1.1

吸収率15～20%　動物性食品は3～10倍の吸収率

- がんもどき（1個80g）2.9
- 納豆（1パック50g）1.7
- 小松菜（小皿1杯分50g）1.4
- ほうれん草（小皿1杯分50g）1.0
- 切り干し大根（乾10g）1.0
- プルーン（乾燥10粒100g）1.0
- おから（大さじ6杯30g）0.4

吸収率2～5%

鉄の強化食　〈男性〉12～15mg　〈女性〉15～20mg

鉄の1日の推奨量　〈50～60歳代〉男性7.5mg、女性6.5mg　〈70歳以上〉男性7.0mg、女性6.0mg

ビタミンCの豊富な食品

参考資料：7訂日本食品標準成分表

〈果物類〉
1回使用量当たりのビタミンC含有量

〈野菜類〉
1回使用量当たりのビタミンC含有量

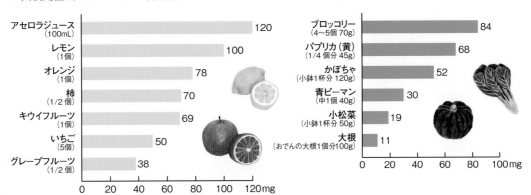

- アセロラジュース（100mL）120
- レモン（1個）100
- オレンジ（1個）78
- 柿（1/2個）70
- キウイフルーツ（1個）69
- いちご（5個）50
- グレープフルーツ（1/2個）38

- ブロッコリー（4～5個70g）84
- パプリカ（黄）（1/4個分45g）68
- かぼちゃ（小鉢1杯分120g）52
- 青ピーマン（中1個40g）30
- 小松菜（小鉢1杯分50g）19
- 大根（おでんの大根1個分100g）11

ビタミンCの1日の推奨量　成人100mg

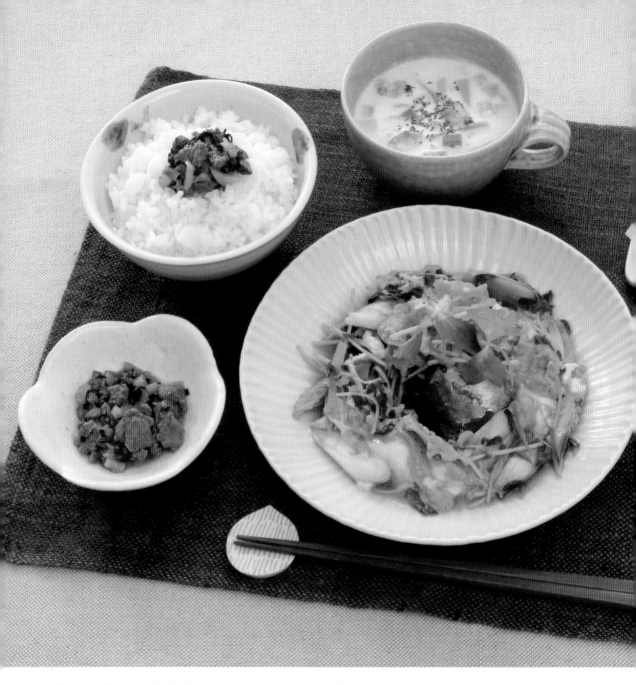

鉄分と鉄分吸収を高めるビタミンCが豊富なメニュー

さばの柳川風とレバーのそぼろごはんの鉄分補給メニュー

- レバーのしっとりそぼろごはん
- さばの旨み柳川風
- りんごとパプリカの甘酢サラダ
- かぶとあさりのミルクスープ
- たっぷりビタミンCのレモンクリーム

ひき肉をレバーに変え、鉄分豊富な一品に。
牛乳と焼肉のたれで臭みを軽減！

レバーのしっとりそぼろごはん

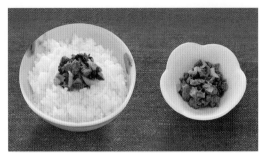

エネルギー	たんぱく質	鉄分
234kcal	6.8g	2.6mg
ビタミンC	食塩相当量	
7mg	0.4g	

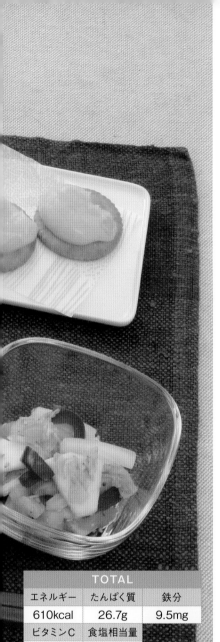

TOTAL		
エネルギー	たんぱく質	鉄分
610kcal	26.7g	9.5mg
ビタミンC	食塩相当量	
71mg	2.7g	

【材料（1合分：3人前）】

ごはん
 ‥‥‥‥ 茶碗小盛3杯分 (1杯110g)
豚レバー ‥‥‥‥‥‥‥‥‥ 45g
牛乳 ‥‥‥‥‥‥‥ 2/3 カップ
小松菜 ‥‥‥‥‥‥‥‥‥‥ 30g
塩 ‥‥‥‥‥‥‥‥‥ ひとつまみ
ごま油‥‥‥‥‥‥‥‥‥ 小さじ2

焼肉のたれ ‥‥‥‥‥‥‥ 大さじ1

【作り方】

1 炊き上がったごはんを用意する。

2 豚レバーは流水でよく洗う。容器に豚レバーと牛乳を入れ、30分ほど浸け込む。その後豚レバーを流水でよく洗う。牛乳は破棄する。

3 鍋に湯を沸かし、②をさっと茹でる（10秒程度）。鍋からとり出し、水気をきる。フードプロセッサーで細かくそぼろ状にする。

4 小松菜はみじん切りにし、ボウルなどで塩もみをする。5分程度おき、水気をよく絞る。

5 フライパンにごま油を引き、③と④、焼肉のたれを入れ炒める。

6 茶碗にごはんを盛り、⑤をのせて完成。

さばの旨み柳川風

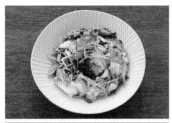

エネルギー	たんぱく質	鉄分
183kcal	12.9g	1.1mg

ビタミンC	食塩相当量
11mg	1.1g

【材料（2人分）】

さば水煮缶	80g
さば水煮缶の汁	大さじ2
長ねぎ	40g
ごぼう	20g
豆苗	30g
サラダ油	小さじ1

A	だし汁	1/2 カップ
	砂糖	小さじ2
	しょうゆ	小さじ2
	みりん	小さじ2
卵	M玉1個
三つ葉	適量

【作り方】

❶ 長ねぎは1cmの厚さで斜めに切る。ごぼうは皮をむき、ささがきにする。豆苗は根を切り落とし、ごぼうと同様の長さに切る。

❷ フライパンにサラダ油を引き、①を入れ炒める。火が通ったら、さば水煮、水煮缶の汁にAを入れ、弱火にかける。

❸ ②がフツフツとしてきたらふたをし、5分程度煮る。

❹ 卵を溶き、③に回し入れる。卵がお好みの硬さに固まったら火を止め、器に盛る。

❺ 三つ葉を散らす。

りんごとパプリカの甘酢サラダ

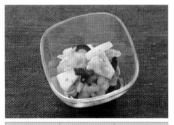

エネルギー	たんぱく質	鉄分
18kcal	0.2g	0.1mg

ビタミンC	食塩相当量
31mg	0.4g

【材料（2人分）】

パプリカ（赤）	20g
パプリカ（黄）	20g
白菜	30g
塩	ひとつまみ
りんご	30g

A	寿司酢	小さじ2
	こしょう	少々
白炒りごま	適量

【作り方】

❶ パプリカ（赤・黄）はヘタと種をとり、3cmの長さで5mm幅の細切りにする。鍋に湯を沸かし、さっと茹で、冷水で冷やす。白菜もパプリカと同様に切り、ボウルなどで塩もみをする。5分後、水気をよく絞る。りんごは皮をむき、5mm幅のいちょう切りにする。

❷ ①を混ぜ合わせ、器に盛る。

❸ ボウルにAを入れ混ぜる。②にかけ、白炒りごまを散らして完成。

冬が旬のかぶにはビタミンCがたっぷり。あさりに含まれる鉄分の吸収をアップ

かぶとあさりのミルクスープ

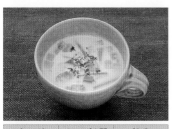

【材料（2人分）】

あさり水煮 ············ 10粒程度	牛乳 ····················· 1カップ
かぶ ····················· 30g	コンソメ顆粒 ········ 小さじ1
かぶの葉 ················· 20g	A　塩 ················· ひとつまみ
にんじん ················· 10g	こしょう ········ 少々（ひとふり）
水 ······················· 80g	粉パセリ ····················· 適量

エネルギー	たんぱく質	鉄分
85kcal	5.5g	5.5mg

ビタミンC	食塩相当量
21mg	1.0g

【作り方】

① かぶは皮をむき、1cm角に切る。かぶの葉は3cmの長さに切る。にんじんは皮をむき、1cm角に切る。

② 鍋に分量の水を入れ、①のかぶとにんじんを入れ火にかける。

③ 火が通ったらかぶの葉、あさり水煮を入れる。かぶの葉がしんなりしてきたら、牛乳を入れる。

④ ③がフツフツとしてきたら火を止め、A を入れ味をととのえる。

⑤ 器に④を盛り、粉パセリを散らして完成。

材料を混ぜて加熱するだけの簡単調理。高カロリーで術後の間食にもオススメ

たっぷりビタミンCのレモンクリーム

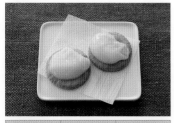

【材料（2人分）】

卵 ·················· M玉1/3個
砂糖 ················· 大さじ1.5
レモン果汁 ············· 大さじ1
バター ····················· 10g
ビスケット ········· お好みの量

＊ビスケットは左記の表には含まれていません。

エネルギー	たんぱく質	鉄分
89kcal	1.3g	0.2mg

ビタミンC	食塩相当量
3mg	0.0g

【作り方】

① 卵をよく溶いておく（こすとなめらかな仕上がりに）。

② ボウルに①、砂糖、レモン果汁を入れよく混ぜる。

③ フライパンに②を入れて、弱火にかける。木べらで焦げないように1分ほどよく混ぜる。

④ ③がとろっとしてきたらバターを入れ1分ほど混ぜる。バターが溶けたら容器に移し、粗熱をとる。

⑤ ④をビスケットなどお好みのものにのせる。

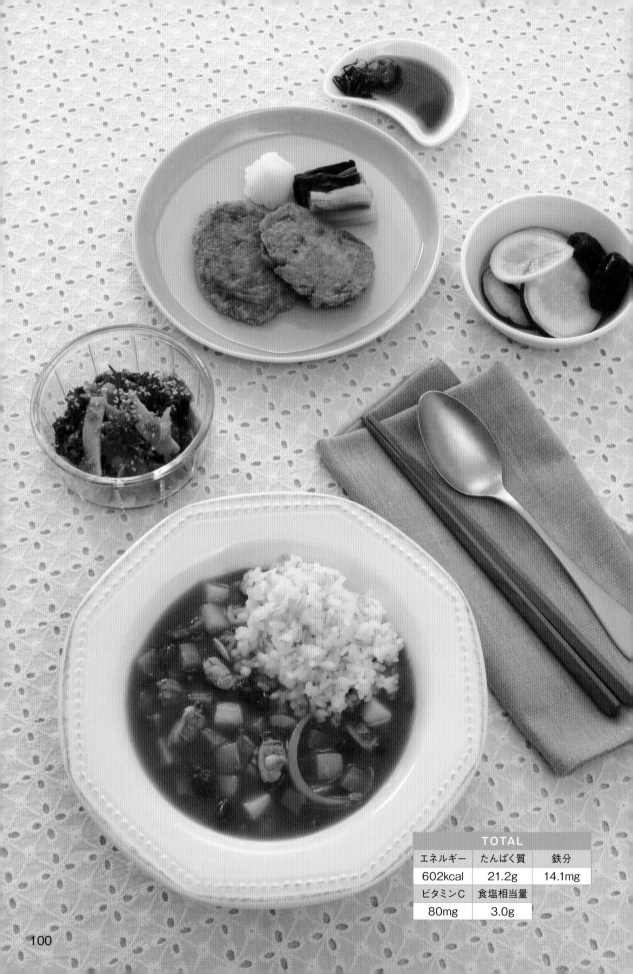

TOTAL		
エネルギー	たんぱく質	鉄分
602kcal	21.2g	14.1mg
ビタミンC	食塩相当量	
80mg	3.0g	

鉄の吸収をアップするビタミンCが豊富！

圧力鍋簡単シチューと手作り焼きがんもの ウマウマ献立

- あさりトマトの圧力鍋簡単シチュー
- さんま入り手作り焼きがんも
- パセリの白ごま和え
- さつまいもとプルーンのレモン煮

水煮缶使用でお手軽に鉄分を！ 圧力鍋で時短調理が可能

あさりトマトの圧力鍋簡単シチュー

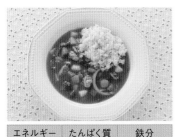

エネルギー	たんぱく質	鉄分
290kcal	9.8g	10.4mg

ビタミンC	食塩相当量
36mg	1.6g

【材料（1合・4人分）】

精白米	1合
押麦	40g
水	1.5カップ
あさり水煮	100g
トマト缶詰	120g
玉ねぎ	中1/3個
パプリカ（黄）	中1/2個
じゃがいも	中1個
にんじん	中1/3本
サラダ油	小さじ2

小麦粉	大さじ3
水	3カップ
コンソメ顆粒	小さじ1.5
カレー粉	小さじ1
Ⓐ ウスターソース（中濃でも可）	小さじ1
ケチャップ	大さじ2.5
しょうゆ	小さじ2/3
塩	ひとつまみ

【作り方】

① 炊飯器に精白米、押麦、分量の水を入れて炊飯する。

② 玉ねぎはくし切りにし、パプリカ（黄）、じゃがいも、にんじんは1cm角に切る。

③ 圧力鍋にサラダ油を引き、②、水気をきったあさり水煮を炒める。

④ ③に火が通ったら小麦粉をふり入れ、軽く炒める。

⑤ ④にトマト缶詰、Ⓐを加える。

⑥ 圧力鍋のふたをきっちり閉め、加圧後10分煮る。

⑦ ⑥を冷却後ふたを開け、皿に①と⑥を盛って完成。

豊富なたんぱく質が赤血球の材料に。さんまをさっぱり梅おろしで

さんま入り手作り焼きがんも

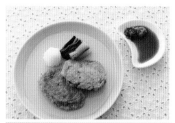

【材料（2人分）】

さんま（刺身用）‥‥‥‥‥40g	片栗粉 ‥‥‥‥‥‥‥‥大さじ1
酒‥‥‥‥‥‥‥‥‥‥‥適量	サラダ油‥‥‥‥‥‥‥小さじ1
木綿豆腐‥‥‥‥‥‥‥100g	小松菜‥‥‥‥‥‥‥‥‥40g
枝豆‥‥‥‥‥‥‥‥‥‥10g	大根‥‥‥‥‥‥‥‥‥‥60g
卵‥‥‥‥‥‥‥‥S玉1/2個	梅干し‥‥‥‥‥‥‥‥‥6g
にんじん（皮をむいたもの）‥‥‥10g	大葉‥‥‥‥‥‥‥‥‥‥1枚
おろししょうが‥‥‥‥‥‥4g	ポン酢‥‥‥‥‥‥‥‥小さじ1

エネルギー	たんぱく質	鉄分
165kcal	8.9g	2.0mg

ビタミンC	食塩相当量
17mg	1.1g

【作り方】

① さんまは酒をふり、10分ほどおく。

② キッチンペーパーで①の水分をふきとり、包丁でたたく。

③ 枝豆は茹でて殻をむく。卵は溶いておく。にんじんは5mm角に切る。

④ ビニール袋に②、③、木綿豆腐、おろししょうが、片栗粉を入れよく練る。

⑤ ④のビニールの角を切り落とし、絞り袋のようにする。

⑥ フライパンに油を引き、⑤を絞る。両面がこんがりするまで焼く。

⑦ 小松菜は茹でて水気を絞り、3cm長さに切っておく。

⑧ 大根は皮をむいておろしておく。

⑨ 梅干しは種をとってたたき、大葉はせん切りにする。

⑩ 皿に⑥、⑦、⑧を盛る。

⑪ 小皿に⑨とポン酢を混ぜ合わせ、お好みの量を⑩にかける。

鉄分もビタミンCも豊富なパセリ。乾煎りすると苦味が少なく食べられる！

パセリの白ごま和え

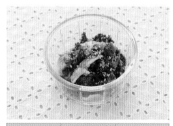

【材料（2人分）】

パセリ‥‥‥‥‥‥‥‥‥20g	マヨネーズ‥‥‥‥‥大さじ1/2
レタス‥‥‥‥‥‥‥‥‥60g	砂糖‥‥‥‥‥‥‥‥‥小さじ1
ロースハム‥‥‥‥‥‥‥1枚	しょうゆ‥‥‥‥‥小さじ1/2強
白すりごま‥‥‥‥‥‥小さじ2	白炒りごま‥‥‥‥‥‥小さじ1

エネルギー	たんぱく質	鉄分
133kcal	1.6g	0.4mg

ビタミンC	食塩相当量
17mg	0.5g

【作り方】

① パセリとレタスは水で洗う。パセリは葉を枝から外し、フライパンで1分ほど乾煎りする。

② 鍋に湯を沸かし、①とレタスを茹で、茹で上がったらザルに移し冷水にさらして冷やす。冷えたら水気を絞る。

③ ②のレタスはパセリと同じ程度の長さで1cm幅に切る。

④ ロースハムは半分に切ったあと、1cm幅の細切りにする。

⑤ ボウルに白すりごま、マヨネーズ、砂糖、しょうゆを入れて混ぜる。

⑥ パセリ、③、④を⑤のボウルに入れ、和える。

⑦ ⑥を皿に盛り、白炒りごまをふりかける。

鉄分リッチなプルーンをレモン煮で！ さつまいもはビタミンCが豊富

さつまいもとプルーンのレモン煮

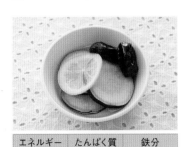

エネルギー	たんぱく質	鉄分
104kcal	0.8g	0.4mg

ビタミンC	食塩相当量
13mg	0.0g

【材料（2人分）】

さつまいも …………………… 60g

乾燥プルーン …… 30g（4〜6粒）

Ⓐ 水 …………………… 1カップ
砂糖 ………………… 大さじ2弱
レモン果汁 ……… 小さじ1強
薄切りレモン … 10g（4枚程度）

【作り方】

① さつまいもは 5mm 幅の輪切りにする。

② プルーンは水（分量外）で戻しておく。

③ 鍋にⒶと①を入れ、火にかける。

④ ③のさつまいもに火が通ったら②を入れて3分ほど煮る。

⑤ ④を器に盛り完成。

貧血の方におススメ　レバーをさらにおいしく食べるために
覚えて簡単！　レバーの臭みの抜き方いろいろ

レバーは鉄分だけでなく、ビタミンAやたんぱく質など、鉄分の吸収をよくする栄養素も豊富です。
臭みが苦手な人でもしっかり処理をマスターし、レバーを使った料理にチャレンジしてみましょう。

●アルコールや
　牛乳に浸けて

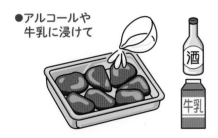

ワインや日本酒、牛乳などに浸けておくことで
レバーの臭みを除きます。

●塩水で洗って
　血抜きをする

← 塩水

薄めの食塩水に浸して、30分程度たったら手
でもむようにして洗い、十分に血抜きをします。

●香味野菜や香辛料で

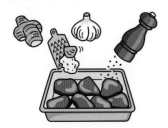

しょうがやにんにく、こしょうなどの香味野菜や
香辛料で臭みを消します。

●ベーコンの脂の風味で

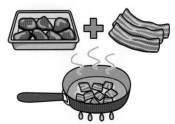

加熱したベーコンの脂の風味をプラスして、レ
バーの臭みをカバーします。

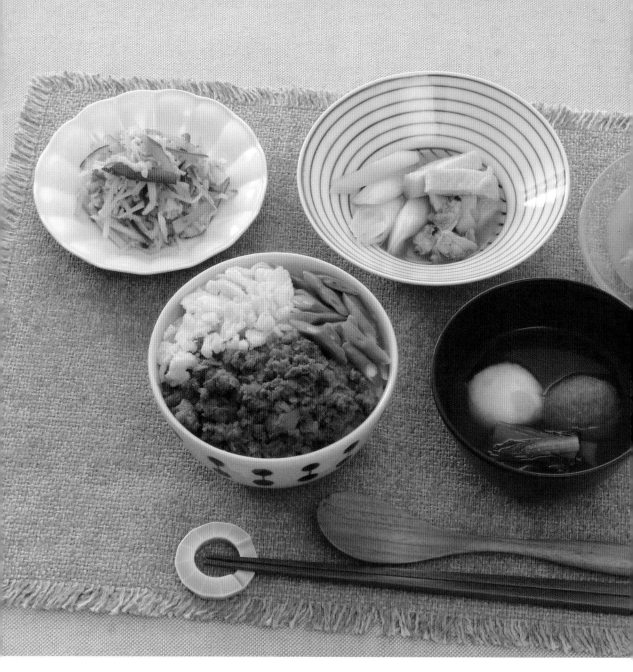

鉄分を効率よくとる！

彩りレバーそぼろ丼とあさりのサッと煮の
貧血カバー献立

- 彩りレバーそぼろ丼
- あさりと油揚げのサッと煮
- ２色だんご汁
- 味つけ簡単ふりかけサラダ
- チョコプリン

鉄分豊富なレバーの臭みを
冷水＆牛乳で軽減

彩りレバーそぼろ丼

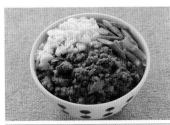

エネルギー	たんぱく質	鉄分
309kcal	11.8g	4.8mg
ビタミンC	食塩相当量	
8mg	1.0g	

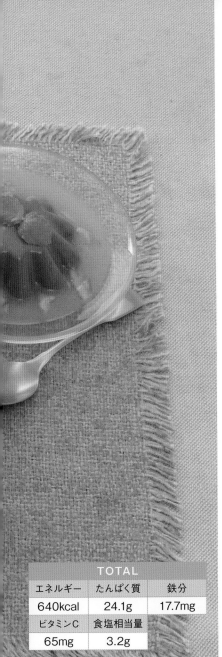

TOTAL		
エネルギー	たんぱく質	鉄分
640kcal	24.1g	17.7mg
ビタミンC	食塩相当量	
65mg	3.2g	

【材料（2人分）】

ごはん
　……茶碗小盛2杯分（1杯110g）
豚レバー ………………………… 60g
牛乳 ……………………………… 適量
にんじん ………………………… 10g
玉ねぎ …………………………… 20g
しょうが ……………………… ひとかけ
サラダ油 ………………………… 小さじ1
Ⓐ　塩 ……………………… ひとつまみ
　酒 ……………………………… 小さじ2
　しょうゆ ……………………… 小1強
　砂糖 …………………………… 大さじ1弱
さやいんげん…………………………3本
卵 ……………………………M玉1/2個
塩 …………………………………… 少々
サラダ油 ………………… 小さじ1

【作り方】

① 炊き上がったごはんを用意する。

② 豚レバーは冷水でよく洗う。容器にレバーと牛乳を入れ30分浸け込む。その後レバーを流水でよく洗う。牛乳は破棄する。

③ 鍋に湯を沸かし、②をさっと茹でる（10秒程度）。その後、鍋からとり出し、水気をとる。フードプロセッサーで細かくそぼろ状にする（5秒程度）。

④ 皮をむいてあるにんじん、玉ねぎ、しょうがをみじん切りにする。

⑤ フライパンにサラダ油を引き、③、④を炒める。火が通ったら、Ⓐを入れ、煮詰める。

⑥ さやいんげんは茹で、冷水で冷やしたあと、1cm幅で斜めに切る。

⑦ 溶いた卵に塩を加え、炒り卵を作る。

⑧ どんぶりに①を盛り、⑤、⑥、⑦を盛りつけて完成。

あさりと油揚げのサッと煮

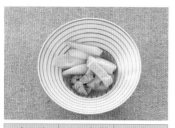

エネルギー	たんぱく質	鉄分
79kcal	7.3g	8.3mg
ビタミンC	食塩相当量	
2mg	0.7g	

【材料（2人分）】

あさり水煮	10粒
油揚げ	1/2枚
長ねぎ	40g
だし汁	1/2カップ
しょうゆ	小さじ2
みりん	小さじ2/3

【作り方】

① あさり水煮は汁気をよくきる。

② 長ねぎは2〜3mm幅で斜めに切る。

③ 油揚げは横に半分に切り、1cm幅の短冊切りにし、熱湯をかけ油抜きする。

④ 鍋にだし汁を沸かし、①、②、③を入れる。火が通ったらしょうゆとみりんを入れ、味をととのえる。

⑤ ④の具材をとり出して器に入れ、汁をお好みの量かける。

2色だんご汁

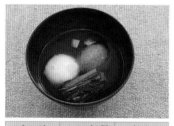

エネルギー	たんぱく質	鉄分
90kcal	1.8g	0.9mg
ビタミンC	食塩相当量	
31mg	1.2g	

【材料（2人分）】

じゃがいも	60g	だし汁	1カップ
Ⓐ 片栗粉	大さじ1	Ⓒ 塩	適量
塩	ひとつまみ	しょうゆ	小さじ1
かぼちゃ	60g	小松菜	40g
Ⓑ 片栗粉	大さじ1	塩	ひとつまみ
塩（お好みで）	ひとつまみ	ゆずの皮	少々

【作り方】

① じゃがいもは皮をむき、かぼちゃはワタをとる。

② ①をひとくち大に切り、耐熱ボウルに入れて電子レンジで加熱する（600Wで3分、硬かったら追加で2分程度加熱）。★かぼちゃはここで皮をむく。

③ ボウルに②のじゃがいもをとり出し、つぶす。ある程度つぶれたらⒶを入れよく練る。

④ ③と同様にかぼちゃをつぶし、Ⓑを入れよく練る。

⑤ 鍋にだし汁を沸かし、③、④をひとくち大に丸めて入れる。

⑥ 団子が浮き上がったら、⑤にⒸを加えて味をととのえる。

⑦ 小松菜を塩茹でする。茹で上がったら水にさらして冷やす。水気を絞ったあと3cmの長さに切る。

⑧ 汁椀に⑦を入れ、その上から⑥を入れる。お好みでゆずの皮をのせて完成。

鉄分強化されたふりかけをサラダに！ ビタミンCも豊富で鉄分の吸収をアップ

味つけ簡単ふりかけサラダ

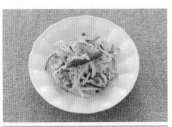

【材料（2人分）】

切り干し大根（乾燥）………… 10g
きゅうり ……………………… 1/3 本
パプリカ（赤）………………… 10g
パプリカ（黄）………………… 10g
ごま油 ……………………… 小さじ1
市販の鉄分強化ふりかけ（お好みの味で可）…………… 1袋（3〜4g）

※鉄の助ふりかけ（ヘルシーフード株式会社）を使用

エネルギー	たんぱく質	鉄分
29kcal	0.5g	3.6mg

ビタミンC	食塩相当量
17mg	0.3g

【作り方】

① たっぷりのお湯で切り干し大根を戻す（20分）。
② ①が戻ったら、3cm程度の長さに切る。
③ きゅうり、パプリカは4cm程度のせん切りにする。
④ ボウルに②、③を入れよく和える。
⑤ 食べる直前に④にごま油を入れて和え、ふりかけを加えて再度和える。
⑥ ⑤を皿に盛り、完成。

バレンタインデーにもぴったりのチョコレートプリン。ジャムを使った簡単ソースでアレンジを

チョコプリン

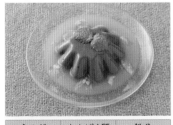

【材料（2人分）】

板チョコレート ………… 1/5枚
牛乳 …………… 1/2カップ弱
ココアパウダー ………… 小さじ1
粉ゼラチン ………… 小さじ1（3g）
水 …………………… 小さじ2
マーマレードジャム …… 大さじ 1/2
オレンジジュース（100%）………………… 大さじ1
ミント …………………… 適量

エネルギー	たんぱく質	鉄分
134kcal	2.7g	0.2mg

ビタミンC	食塩相当量
6mg	0.1g

【作り方】

① 耐熱ボウルに小さく割った板チョコレートを入れ、電子レンジで加熱をする（600Wで1分）。
② 鍋に牛乳を入れ火にかけ、沸騰する直前に火を止める（フツフツとしてきたらOK）。
③ ①に②とココアパウダーを入れ、よく混ぜる。
④ 粉ゼラチンを分量の水に入れふやかし、③に入れよく混ぜる（このとき③が冷めていたら鍋で沸騰の直前まで温める）。
⑤ ④を耐熱容器に入れ、粗熱をとってから冷蔵庫で冷やす。
⑥ 容器にマーマレードジャムとオレンジジュースを入れよく混ぜる。
⑦ ⑤が固まったら皿に出し、⑥をかける。
⑧ お好みでミントを添える。

Part7 消化器術後

食べものが消化・吸収されるまでの通り道にある消化器。消化器には口腔（こうくう）、咽頭（いんとう）、食道、胃、小腸、大腸があります。がんにより消化器を手術した後は、機能が低下、または消失するので、その機能の変化に合わせた食べ方や食事選択が必要になります。

消化器術後にはどんな変化がおこる

■消化器術後の変化

- ●消化器の働きが『低下』または『消失』
  ⇒からだの機能の変化に合わせた食べ方・食事選択が必要になる
- ●消化器術後の食事のトラブル
  ⇒嘔吐やつかえ、胸焼け、むかつき、込み上げ、腹満感、動悸、脱力感、下痢、便秘、など

Q. 術後、何を変えていくべきか?
A. 食事の工夫で予防・改善できる場合も多い
　 1) 食べ方 2) 食事量 3) 食事内容

■消化器術後に伴う症状の違い

消化吸収力が低下する
手術により、腸管が癒着する可能性がある

食事量が減る、込み上げ、胸焼け、満腹感、下痢、便秘、ダンピング症候群[*]、など
- ●噴門側切除（胃上部）：胃内容物の逆流、胸焼け、げっぷ
- ●噴門幽門保存：もたれ感、満腹感、胃膨満感
- ●幽門側切除（胃下部）：ダンピング症候群[*]、腹痛、消化不良、下痢、胃から小腸に食物が流れ込みやすい
- ●全摘術：ダンピング症候群[*]、腹痛、消化不良、下痢、食道からすぐ腸に流れ込む
[*]食後不快感、食後の動悸、冷や汗、脱力感、など

食道
つかえ感、
込み上げ、
胸焼け など

胃

腸
腹満感、腹痛、
下痢、便秘、
通過障害、
吸収障害、
腸閉塞 など

消化器術後の方の食事

■消化器術後の食べ方（共通）

①よく噛みましょう

食べものを細かく砕きます。
- ●消化液がよく絡み、消化しやすくなる
- ●胃や食道などの消化管の形に合わせスムーズに通過する

② ゆっくり食べましょう

- ●胃腸への食べものの急降下を防ぐ
- ●"ついつい"の食べすぎを防ぐ

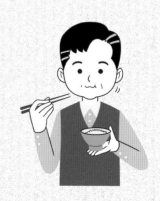

③ ボリューム（食事量）に注意しましょう

● 体調に応じ、食べる量を増減して調整する
● 一食量が少ないときは、間食で補う
● 少量で栄養価（エネルギー量）の高いものを選ぶ
（市販の栄養補助食品を上手に利用するのもOK）

> 食べてはいけない食品はありませんが、「消化の悪い食品のとりすぎ」には注意します

④ 消化のよいものを中心にとりましょう

	消化のよい食品	消化の悪い食品
主食	ごはん、おかゆ、うどん、パン、麩	玄米、スパゲッティ、ラーメン、焼きそば
主菜	脂肪の少ない肉（鶏・豚・牛）、魚類（カレイ、鮭、帆立、カキ、はんぺん）、卵料理、卵豆腐、納豆、豆腐	脂肪の多い肉（ベーコン・ハム、バラ肉）、脂肪の多い魚（うなぎ、さば、ぶりなど）、イカ、タコ、貝類
副菜	キャベツ、ほうれん草、小松菜、白菜、大根、かぶ、にんじん、玉ねぎ、かぼちゃ、じゃがいも、里いも、などの煮物やゆで野菜	ごぼう、たけのこ、コーン、山菜、きのこ、さつまいも、こんにゃく、しらたき類、海藻類
果物	りんご、メロン、バナナ、桃、果物缶	パイナップル、梨、柿、ドライフルーツ
その他	牛乳、乳製品、バター、マヨネーズ	天ぷら、フライ

⑤ 過度の刺激は控えましょう

● 香辛料、濃すぎる味付け（酸味・甘味・塩味）のものをとりすぎないよう注意する
● 香辛料などは、香り付け程度に
● アルコール飲料は控えるようにする
● 熱すぎる・冷たすぎるものは温度調整をする

⑥ 食後はゆったりとすごしましょう

● 食後30分程度は、横にならないようにする（食後、すぐ横になると逆流感や胸焼けの原因に）
● 食事直後の運動は控える（胃切除後・食道術後の場合、ダンピング症候群の誘因に）

食事でトラブルがあった場合

● 食べ方のポイントを見直しましょう
□ よく噛む
□ 時間をかけて、ゆっくり食べる
□ 量は一度に増やさずに段階的にアップする
□ 量が少ない時期は、間食で補う
□ 消化のよい食べものから、
　徐々に選択肢を広げていく

進んだり、戻ったり、
自分のペースで食事量を決め、
焦らずに。

チャレンジ

様子をみながら食事量アップを試してみよう
（とくに胃・食道切除の場合）

体調がよいときにチャレンジ

各料理小さじ1杯ほど多めに食べてみる

何日間かその量で体調をチェック

○ 調子がよい
その量はOK

× 調子がよく ない
少し前の量に戻す

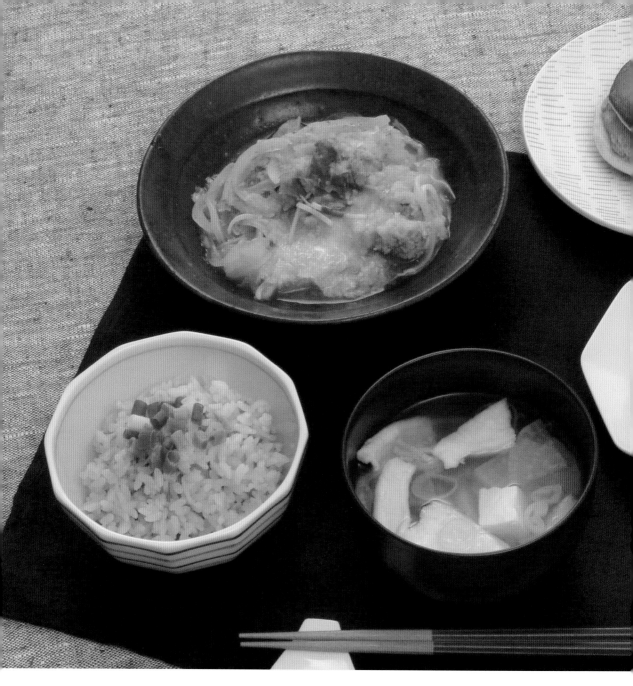

ひき肉重ねカツ煮とせんべい汁の和食献立

- ひき肉で重ねカツ煮
- ほうじ茶飯
- せんべい汁
- 納豆ナムル
- どら焼き ～チーズかぼちゃあん

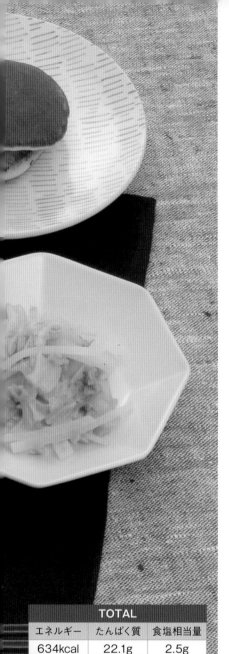

油がなくても本格カツ煮に！
ごはんにのせればしっとり食べやすい

ひき肉で重ねカツ煮

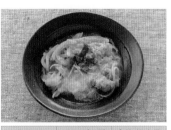

エネルギー	たんぱく質	食塩相当量
167kcal	10.0g	1.1g

【材料（2人分）】

豚ひき肉	60g
塩	ひとつまみ
こしょう	少々
玉ねぎ	80g
パン粉	大さじ2
卵	L玉1個
三つ葉	2本程度
だし汁	1カップ
A　砂糖	大さじ1弱
みりん	大さじ1/2
しょうゆ	小さじ2
酒	小さじ1弱

【作り方】

❶ 玉ねぎは薄くスライスする。

❷ 三つ葉は2cmの長さに切る。

❸ パン粉を耐熱容器に薄く広げて、電子レンジで加熱。

　〈焼きパン粉を電子レンジで作る方法[※1]〉

　　a. 500Wの電子レンジで30秒加熱。

　　b. 容器の中でパン粉をふるう。

　　c. aとbを3〜4回繰り返す。

　　＊量により適宜調整してください。

❹ 豚ひき肉に塩、こしょうを加え、粘りが出るまでこねる[※2]。

❺ 鍋に①、だし汁を加え、火にかける。

❻ 玉ねぎがしんなりしてきたら、Aを加える。

❼ ④をのせ、肉の塊を薄く広げながら火を通す。

❽ 肉に火が通ったら③を全体に散らして溶き卵を回し入れる。卵の上に②をのせてふたをして加熱する（卵の加熱加減はお好みで）。

❾ 器に盛りつけて完成。

※1　電子レンジの習性上中心から熱が高くなるため、中心部を空け、ドーナツ状に広げると、よりきれいにできます。

※2　こねることでしっとりした食感に仕上がります。

TOTAL		
エネルギー	たんぱく質	食塩相当量
634kcal	22.1g	2.5g

白米にほうじ茶の香りで香ばしく。塩分少なめのアレンジ茶飯
ほうじ茶飯

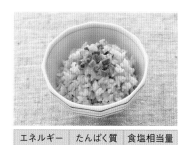

エネルギー	たんぱく質	食塩相当量
179kcal	3.1g	0.2g

【材料（精白米1合分：3人前程度）】

精白米‥‥‥‥‥‥‥‥‥‥‥‥1合
ほうじ茶（常温）
‥‥240mL（やややわらかめの仕上がり）
塩‥‥‥‥‥‥‥‥‥‥‥‥‥‥少々
しょうが‥‥‥‥‥‥‥‥‥‥ひとかけ
小ねぎ‥‥‥‥‥‥‥‥‥‥‥‥適量

【作り方】

❶ しょうがは皮をむき、せん切りにする。

❷ 小ねぎは小口切りにする。

❸ 炊飯器にといだ精白米、ほうじ茶、①、塩を入れて通常炊飯する。

❹ 炊き上がったら器に盛りつけ、上に②を散らす。

普段の汁物の目先を変えて。せんべいもやわらかくすれば術後でもOK！
せんべい汁

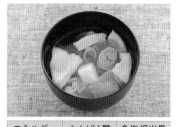

エネルギー	たんぱく質	食塩相当量
58kcal	2.0g	0.6g

【材料（2人分）】

大根‥‥‥‥‥‥‥‥‥‥‥60g　　お好きなせんべい※‥‥‥‥‥2枚
にんじん‥‥‥‥‥‥‥‥‥30g　　だし汁‥‥‥‥‥‥2と1/4カップ
長ねぎ‥‥‥‥‥‥‥‥‥‥20g　　塩‥‥‥‥‥‥‥‥‥‥‥‥少々
絹ごし豆腐‥‥‥‥‥‥‥‥20g　　しょうゆ‥‥‥‥‥小さじ1/2強

※普通のせんべいを使うと、とけすぎておいしくなくなってしまうので、せんべい汁専用の「おつゆせんべい」や「かやきせんべい」などを使うことをおすすめします。

【作り方】

❶ 大根とにんじんは皮をむいて3mm幅のいちょう切りにする。

❷ 長ねぎは2mm幅の小口切りにする。

❸ 絹ごし豆腐は1cm角の角切りにする。

❹ 鍋にだし汁、①を入れ火にかける。

❺ 大根、にんじんに火が通ったら、②、③、せんべいを小さく割りながら加える。

❻ せんべいがやわらかくなってきたら、塩、しょうゆで味をととのえる。

❼ 器に盛り、完成。

副菜でたんぱく質補給！
納豆ナムル

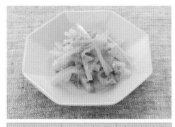

エネルギー	たんぱく質	食塩相当量
55kcal	3.1g	0.1g

【材料（2人分）】

白菜 ························ 60g
じゃがいも ················ 20g
ひき割り納豆 ············· 30g
（たれ、からしは不使用）

鶏がら顆粒 ········ 小さじ1弱
Ⓐ　ごま油 ············· 小さじ1/2
すりごま ········· 小さじ2/3

【作り方】

❶ 白菜は1cm幅、4cm長さの短冊切りにする。

❷ じゃがいもは皮と芽をとり除き、せん切りにする。

❸ ①を茹で、しんなりしてきたら②を入れて20秒程度火にかける。

❹ ③をザルにあけて流水で粗熱をとる。

❺ ④の水気を適度に絞り、ボウルに移す。

❻ ⑤にひき割り納豆とⒶの調味料を加えてよく和える。

❼ 器に盛り、完成。

自宅で作れるカロリーアップ和菓子。分割食にぴったり
どら焼き　〜チーズかぼちゃあん

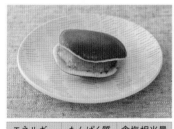

エネルギー	たんぱく質	食塩相当量
175kcal	3.9g	0.1g

【材料（2人分：直径7cm程度の生地4枚分）】

〈あん〉
かぼちゃ（皮なしで）··········· 40g
砂糖 ···················· 小さじ2
クリームチーズ ·············· 10g
〈生地〉
小麦粉 ·········· 30g（大さじ3強）
ベーキングパウダー
··············· 2g（小さじ1/2）

卵 ················· L玉1/2個
砂糖 ················ 大さじ2
はちみつ ··········· 小さじ1
Ⓐ　みりん ················ 少量
しょうゆ ············ 極少量
水 ················· 大さじ1
サラダ油 ·················· 適量

【作り方】

〈あん〉

❶ かぼちゃは皮をむき、3cm程度の大きさに切る。

❷ ①を濡れたキッチンペーパーなどで包み、耐熱ボウルに入れる。

❸ ②にラップをし、電子レンジで加熱する（500Wで3分ぐらい）。

❹ ③をマッシャーなどでなめらかになるまでつぶす。

❺ ④に砂糖、クリームチーズを加え、練り合わせて完成。

〈生地〉

❶ 小麦粉とベーキングパウダーを合わせてボウルにふるう。

❷ ①に卵とⒶの調味料を加えてよく混ぜ合わせる（時間がある場合は、冷蔵庫で20分ぐらい寝かせる）。

❸ 弱火で熱したフライパンにサラダ油を引き、生地の1/4量（1枚分）ずつ流し入れる。お玉ですくい、高い位置から流し入れるときれいな丸型に。

❹ 表面がブツブツとしてきたら裏返して1分ほど焼く。焦げやすいので弱火がポイント！

❺ 焼き上がった生地で〈あん〉を挟んで完成。完成後、ラップで包むとしっとりする。

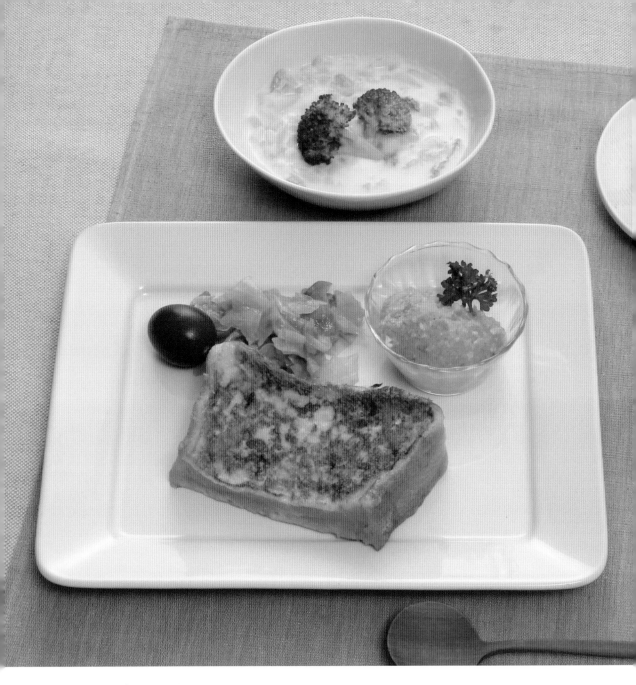

中華トーストと鶏ひき肉のミルク煮の
食べやすい献立

- ■ ふんわり中華トースト
- ■ 鶏ひき肉とりんごのミルク煮
- ■ ツナなめろう
- ■ 豆腐入りなめらかかぼちゃサラダ
- ■ デザートごはん餅

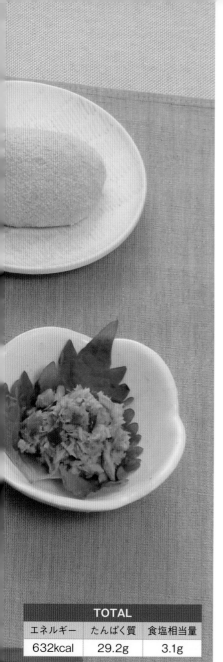

フレンチトーストを中華アレンジ。
手術後でも食べやすい

ふんわり中華トースト

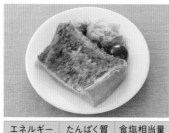

エネルギー	たんぱく質	食塩相当量
220kcal	12.9g	1.4g

【材料（2人分）】

食パン（4枚切り）	1枚
卵	M玉2個
鶏がら顆粒	小さじ2/3
水	大さじ4
しょうゆ	小さじ1/2
こしょう	少々
ごま油	小さじ1

〈つけ合わせ〉

レタス	2枚程度
ミニトマト	2個

【作り方】

① 食パンは1枚を半分に切る（1人前半分）。レタスは1cm幅、4cm長さの短冊切りにする。ミニトマトはヘタをとる。

② ボウルに卵を割ったら鶏がら顆粒、水、しょうゆ、こしょうを加えてよく混ぜる。

③ ②を平たい容器に移して①を浸す（片面5分ずつで両面浸す）。

④ フライパンにごま油を引き、弱火で③を焼く。両面に焼き色がついて中まで火が通ったらとり出す。

⑤ 同じフライパンでレタス、ミニトマトを軽く炒める。皿に④と⑤を盛り、完成。

TOTAL		
エネルギー	たんぱく質	食塩相当量
632kcal	29.2g	3.1g

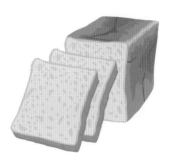

鶏ひき肉とりんごのミルク煮

具材を小さくすれば、噛みやすさアップ。加熱したりんごがさわやかに香る一品

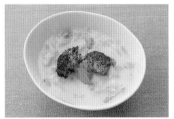

エネルギー	たんぱく質	食塩相当量
186kcal	8.6g	0.8g

【材料（2人分）】

鶏ひき肉 ･････････････････ 40g
バター ･････････････････････ 4g
りんご ･･･････････････････ 60g
じゃがいも ･･･････････････ 60g
白菜 ･･･････････････････････ 40g

小麦粉 ･･･････････････ 大さじ1
牛乳 ･･･････････････････1カップ
コンソメ顆粒 ･･･････････小さじ1
ブロッコリー ･･･････････････適量

【作り方】

❶ りんごは皮をむいて3mm幅の小さめのひとくち大に切る。じゃがいもは皮をむいて5mm幅の小さめのひとくち大に切る。白菜は3cm長さ、1cm幅の短冊切りにする。ブロッコリーは小房に分けて加熱しておく。

❷ りんご、じゃがいも、白菜を耐熱ボウルに入れて電子レンジで加熱する（500Wで2分ぐらい）。

❸ 鍋にバターを引き、鶏ひき肉を炒める。火が通ってきたら②と小麦粉を加えて粉っぽさがなくなるまで炒める。

❹ ③に牛乳とコンソメ顆粒を加えて弱火で煮込む。鍋底が焦げつかないよう、こまめに混ぜる。

❺ 具材に火が通ったら器に盛り、ブロッコリーを飾って完成。

ツナなめろう

生魚は不安でもツナ缶ならOK！ 混ぜるだけの簡単メニュー

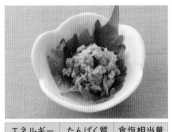

エネルギー	たんぱく質	食塩相当量
23kcal	3.4g	0.3g

【材料（2人分）】

A
ツナ水煮缶 ･･･････････ 40g
おろししょうが ･･･････････適量
味噌 ･･････････････ 小さじ 1/2
砂糖 ･･････････････････ 小さじ1

小ねぎ ･････････････ 適量（1〜2本）
大葉(飾り用) ･･･････ 2枚（お好みで）

【作り方】

❶ 小ねぎを小口切りにする。

❷ ボウルに①と A の食材を入れ、よく混ぜ合わせる。

❸ 皿に大葉を敷き、その上に②を盛りつける。

豆腐でなめらかに、たんぱく質補給。だしを使って旨味もプラス

豆腐入りなめらかかぼちゃサラダ

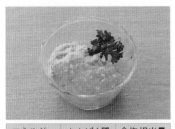

エネルギー	たんぱく質	食塩相当量
78kcal	2.0g	0.4g

【材料（2人分）】

かぼちゃ ‥‥‥‥‥‥‥‥‥‥	80g
玉ねぎ ‥‥‥‥‥‥‥‥‥‥	20g
絹ごし豆腐 ‥‥‥‥‥‥‥‥	30g
だし汁 ‥‥‥‥‥‥‥‥	1/2 カップ
塩 ‥‥‥‥‥‥‥‥‥‥	ひとつまみ
マヨネーズ ‥‥‥‥‥‥‥	小さじ2
パセリ（飾り）‥‥‥‥‥‥‥	適量

【作り方】

❶ かぼちゃは皮をむいて、ひとくち大に切る。玉ねぎはみじん切りにする。

❷ 鍋にだし汁、①、豆腐を崩しながら入れ、火にかける。

❸ かぼちゃがやわらかくなったら火を止め、煮汁をき

る。塩を加えてマッシャーなどでなめらかになるまでつぶし、粗熱をとる。

❹ 粗熱がとれたらマヨネーズを加え、均一に混ぜる。

❺ 器に盛りつけ、パセリを飾って完成。

ごはんを使ったとり置きデザート。電子レンジ加熱のお手軽調理

デザートごはん餅

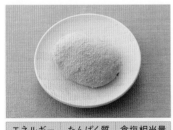

エネルギー	たんぱく質	食塩相当量
125kcal	2.3g	0.2g

【材料（2人分）】

炊き上がったごはん ‥‥‥‥	60g
ホットケーキミックス ‥‥‥‥	30g
砂糖 ‥‥‥‥‥‥‥‥‥‥	小さじ2
水 ‥‥‥‥‥‥‥‥‥‥	小さじ4
きな粉 ‥‥‥‥‥‥‥‥‥	適量

【作り方】

❶ ボウルやすり鉢にごはんを入れ、粘りが出るまでつぶす。冷えたごはんの場合は温めてから。

❷ ①にホットケーキミックス、砂糖、水を加え、よく混ぜる。

❸ ②をスプーンで俵型（2つ）に成形し、耐熱対応の皿に並べる。

❹ ③を電子レンジで加熱する（500Wで1分、裏返してさらに1分程度）。

❺ ④にきな粉をまんべんなくまぶして完成。ラップに包んでおけば、表面が硬くなりにくい。

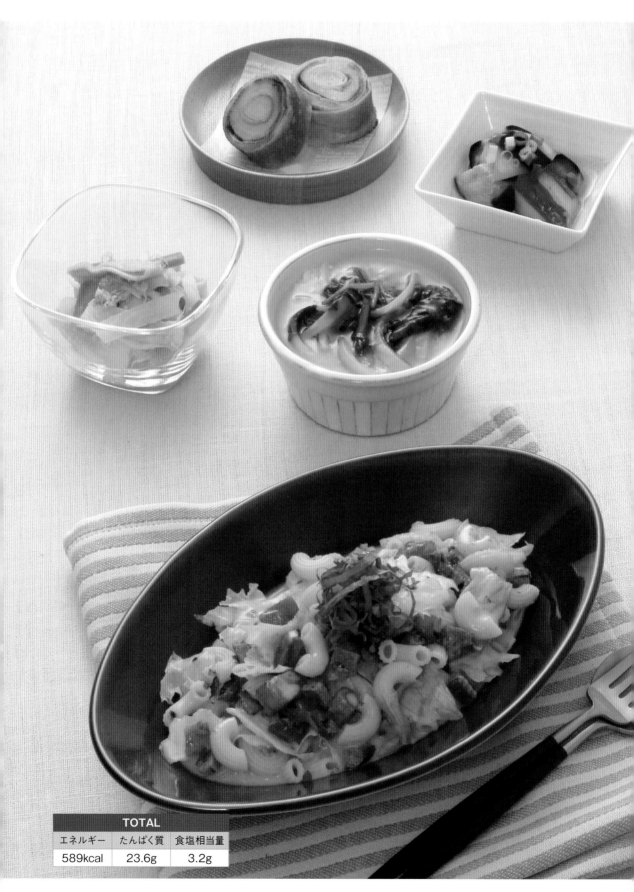

TOTAL		
エネルギー	たんぱく質	食塩相当量
589kcal	23.6g	3.2g

簡単なのに本格的！
のどごしがよく、消化によるからだへの負担も少ない

さんまの和風ショートパスタと
長いものふわふわ焼の簡単メニュー

- さんま缶で和風ショートパスタ
- 長いものふわふわ焼 ～玉ねぎあん
- お麩のおかかレモン和え
- きゅうりとなすのごまドレ煮浸し
- フライパンでバウムクーヘン

サラダマカロニですすり食べ防止と時短調理
さんま缶で和風ショートパスタ

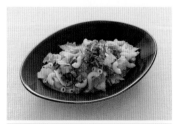

【材料（2人分）】

サラダマカロニ	…	60g
さんま蒲焼き缶	…	60g
トマト	…	40g
レタス	…	30g
大葉	…	1枚

	豆乳	… 1/2 カップ
Ⓐ	濃口しょうゆ	… 小さじ1/2
	塩	… ひとつまみ

エネルギー	たんぱく質	食塩相当量
207kcal	10.7g	0.9g

【作り方】

❶ さんまは小さめのひとくち大に切る（たれも味つけに使用）。

❷ トマトは湯むきして1cm角の角切りにする。

❸ レタスは小さめのひとくち大にちぎる。

❹ 大葉はせん切りにする。

❺ サラダマカロニを茹で、ザルにあける（塩は入れずに表示どおりの時間でOK）。

❻ ボウルにⒶの調味料と①のさんまとたれ、②、③、⑤を入れて和える。

❼ 皿に盛り、④を飾る。

耐熱皿で焼けば、成型いらず！ あんでのどごしよく食べられる

長いものふわふわ焼 ～玉ねぎあん

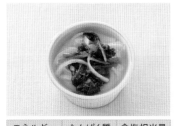

エネルギー	たんぱく質	食塩相当量
103kcal	5.0g	1.1g

【材料 (2人分)】

〈ふわふわ焼き〉

長いも	100g
絹ごし豆腐	60g
めんつゆ (3倍濃縮)	大さじ1弱
ピザ用チーズ	10g

〈あんかけ〉

玉ねぎ	40g
ほうれん草	20g
A だし汁	1/2 カップ
A みりん	小さじ 1/2 強
A しょうゆ	小さじ1
片栗粉	小さじ1
水	小さじ 1/2

【作り方】

〈ふわふわ焼き〉

① 長いもは皮をむいてすりおろす。

② ボウルに豆腐を入れ、なめらかになるまで混ぜる。

③ ②に①、めんつゆ、チーズを加え、均一に混ぜる。

④ オーブン対応皿に③を流し入れたらトースターで10分程度焼く。

〈あんかけ〉

⑤ 玉ねぎは薄皮をむき、5mm幅にスライスする。

⑥ ほうれん草は根を落とし、3cm長さに切ったら耐熱ボウルに入れ、ラップをして電子レンジで加熱（500Wで1分程度）。

⑦ 鍋に A の調味料と⑤を入れて加熱する。

⑧ 玉ねぎがやわらかくなったら⑥を加え、水で溶いた片栗粉でとろみをつける。

⑨ ④に⑧をかけて完成。

副菜にお麩を使ってたんぱく質強化！ レモンの風味でさわやかさプラス

お麩のおかかレモン和え

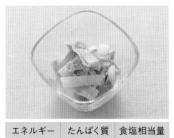

エネルギー	たんぱく質	食塩相当量
40kcal	2.4g	0.5g

【材料 (2人分)】

大根	40g
にんじん	20g
刻み板麩	12g
A 塩麹	小さじ1
A レモン果汁	小さじ1弱
A 糸けずり	適量

【作り方】

① 大根とにんじんは皮をむき、刻み板麩に合わせた大きさの短冊切りにする。

② 刻み板麩はたっぷりの水で戻し、水気をよく絞る。

③ ①をやわらかく茹でたらザルにあけ、流水で冷ます。

④ ボウルに A の食材と②、③を入れよく和える。

⑤ 器に盛って完成。

ドレッシングの意外な活用。きゅうりとなすの相性もいい

きゅうりとなすのごまドレ煮浸し

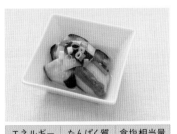

エネルギー	たんぱく質	食塩相当量
52kcal	1.3g	0.3g

【材料（2人分）】

きゅうり	40g
なす	40g
小ねぎ	適量
オリーブ油	小さじ1/2
Ⓐ だし汁	1/2 カップ
ごまドレッシング	大さじ 2/3

【作り方】

❶ きゅうりとなすは縞模様に皮をむき、ひとくち大の乱切りにする。

❷ 小ねぎは小口切りにする。

❸ 鍋にオリーブ油を引き、①を軽く炒める。

❹ ③にⒶの調味料を入れ、具材がしんなりするまで煮る。

❺ 器に盛り、上に②を飾る。

作り方はシンプル！ まとめて作って間食にどうぞ

フライパンでバウムクーヘン

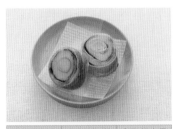

エネルギー	たんぱく質	食塩相当量
187kcal	4.2g	0.4g

【材料（2人分）】

ホットケーキミックス	50g（1/2 カップ弱）
Ⓐ 卵	M玉 1/2 個
砂糖	小さじ4
はちみつ	小さじ1強
牛乳	1/2 カップ
バター	小さじ1
油	小さじ1/2

【作り方】

❶ ボウルにⒶの食材を入れよく混ぜる。

❷ ①にホットケーキミックスを少しずつ加え、均一に混ぜる。

❸ フライパンに油を入れ、キッチンペーパーでふきながら油を薄く伸ばす。

❹ ③を加熱し、②を少量ずつ入れて卵焼きを作る要領で焼く。油を引く→生地を入れる→巻く→油を引く…の繰り返し。卵焼き用フライパンがあればより作りやすい。生地の表面がプツプツとしてきたら巻き始める合図。

❺ 生地がすべて焼けたらラップで包み、しっとりとさせる。

❻ 粗熱がとれたら、食べやすい大きさに切って完成。

簡単調理

種類豊富な加工食品を使ってみよう

味つけの補助に、スープやシチューベースに、そのまま料理の材料に。
ほかの食材と合わせて利用すれば、ひと手間も、ふた手間も省略可能。上手な手抜きをしてください。

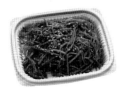
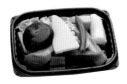

きんぴらごぼう、筑前煮などの
市販惣菜

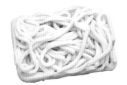
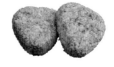

冷凍のうどんや
焼きおにぎり

ふりかけや佃煮

ホワイトルーやポタージュの素

味つけを助け、味に変化をつけてくれる

だしの素、スープの素類、ポン酢じょうゆやめんつゆなど昆布茶、お茶漬けの素、ふりかけ、漬物、佃煮、梅干しなど

めんどうなルウ作りはお任せ

ホワイトソースなどのソース類、シチューの素、ポタージュスープの素など

あんに加えればそれだけでおいしい。汁物、煮物、サラダにも

ホタテ、カニ、ツナの缶詰など

ストックがあれば、すぐに食べたいときに大助かり

うどん、おにぎり、パスタなどの冷凍主食類など

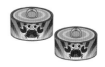

野菜と合わせたり、卵やごはんに混ぜたり

筑前煮、きんぴらごぼう、マカロニサラダ、ポテトサラダなどの惣菜パック、味つけ缶詰など

下ごしらえの手間がなく、やわらかく使いやすい

冷凍の里いも、かぼちゃ、ミックスベジタブルなど

めの工夫

器具を使いこなして手間と時間を節約しよう

切る、混ぜる、煮る、蒸す、焼く。
調理のいろいろな場面で助けになる身近な調理器具です。

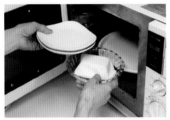

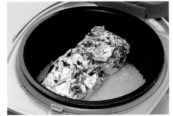

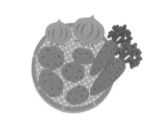

電子レンジ

火の前に立つ必要がない、調理のにおいが気にならない、少量の調理や油を使わない調理に向くなど、下ごしらえから仕上げまで、この本のレシピに大活躍。

炊飯器

ホイルに包んだ食材や耐熱ケース入り食材を一緒に入れて炊飯すれば、ごはんとおかずが一度に作れる。

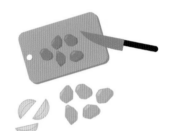

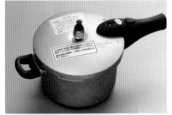

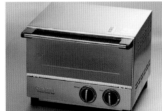

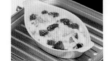

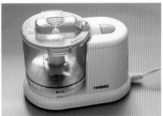

圧力鍋

短時間でかたまり肉を軽く噛めるくらいに、さんまやいわしなら骨まで食べられるほどにやわらかく、硬い野菜や大ぶりの野菜でも口内でつぶせるくらいに火を通すことができる。煮物や蒸しものOK。調理中のにおいが少ないのも利点。

オーブントースター

香ばしいオーブン焼きは食欲を刺激するが、オーブン調理器はやや面倒。少量のオーブン料理なら、オーブントースターで代用可能。

フードプロセッサー

みじん切りにする、材料をペースト状に、材料を合わせて練る、すりおろす。手のかかるこんな作業はこの器具の得意技。ミキサーもジュースやスープを手軽に作れる便利な器具。

この本は、
柏の葉料理教室から
生まれました

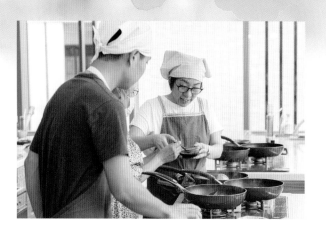

　国立がん研究センター東病院　栄養管理室では、がん治療に伴ういろいろな症状にお悩みの患者さん、そのご家族のみなさんなどを対象とした「柏の葉料理教室」を開催しています。2008年9月の第1回目からもうじき12年、回数では250回を迎えようとしています。

　本書は、この教室から生まれたレシピを厳選し、紹介したものです。巷のお料理教室とはひと味違う「柏の葉料理教室」。一度、参加してみてはいかがでしょうか。症状別に開催していますので、教室のホームページ（p127）や病院内にあるチラシを見て心当たりのある症状の回を選んで参加してみてください。私たち東病院の管理栄養士は、「食」の面で、今後も、患者さん、そしてご家族のみなさんをバックアップしてまいります。

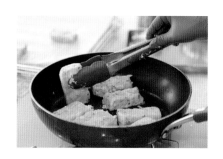

人によって異なる
「食」に対する悩みがある

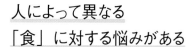

　吐き気や口内炎があって食べるのがおっくう、味が変わった気がする、食欲がわかない、一生懸命作っても手をつけてくれない、食べても少量で残すことも多いかも……。がん闘病中の患者さんやご家族のみなさんの悩みごとは本当にさまざまです。「食事は大切だからどうにかして食べてもらわなくては」というご家族の思い、「そうはいっても食べられないものは食べられない」という患者さんの本音。そして、患者さんによって異なる副作用による症状、食事への悩み・戸惑い。私たち管理栄養士には、それが痛いほど伝わってきます。

　「作り方や味つけが悪いのではないか」と、家族のみなさんがいわれのない罪悪感

にさいなまれることもあります。食事をとることが焦りや義務に結びついてしまう患者さんもいます。在宅でがん治療を続ける患者さん、治療を終えて日常生活に戻った患者さん、そのご家族にとって、1日3回の食事の悩みは生活の質を大きく左右します。その悩みの解決をお手伝いしたいという思いが、柏の葉料理教室の出発点でした。

「なぜ?」「どうして?」をわかってもらい、応用力をみがく

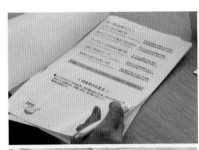
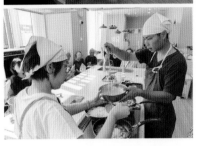

　がん治療に伴う「食」に関する悩みや疑問などを共有し、解決するヒントを伝え合う場所が「柏の葉料理教室」です。

　教室では食欲が低下しているときに少しでも食べられる工夫、吐き気・嘔吐があるときの食事、便秘・下痢のときの食事、味覚障害が生じたときの味つけの仕方など、回ごとに特定のテーマをとり上げ、食事のポイントを紹介し、自宅でいろいろ応用できるようにしてもらうことを目的としています。

　教室は、まず、テーマとしてとり上げた症状が生じる原因(メカニズム)とそれに応じた食事の注意点の説明をし、当日の献立を紹介して、参加者の一部の方にお願いして調理に参加してもらう調理実演。そして、完成した食事をみなさんと一緒に食べる試食会、といった構成になっています。前半の説明では、「なぜ?」「どうして?」をわかっていただき、できるだけ応用力を身につけて、ご家庭で役立ててもらえることを心がけています。

当事者が情報を交換し合い、支え合う場

　参加者のみなさんが特に楽しみにしているのは、試食会でのおしゃべりかもしれません。本音がどんどん出る方もいます。悩みや疑問を話すとポンポンとタイミングよく答えが返ってきます。「無理して食べなくてもいいんですよ」「もうおなかいっぱいだから、これは持って帰るわ」「うんうん、私もそうだった。でも、もうしばらくすると、楽になると思うわよ」「家でも作ってみたけど、評判がよかった」などなど。

　食事中のお話を伺っていると、教室への参加目的が同じような方がいらっしゃるためか、話しやすい環境なんだなあと思います。

　「簡単ですぐにできるレシピがあれば」、「実際に作って評判がよかったから、また参加し

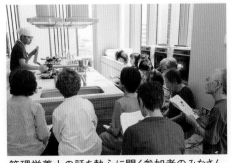
管理栄養士の話を熱心に聞く参加者のみなさん

た」、「ここに来ればおいしい料理が食べられるから」。目的はさまざまでも、結果としてプラスになって帰っていただくことに料理教室を続けている意義がある、と感じています。

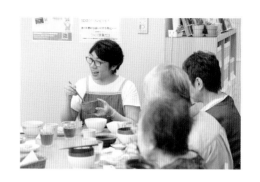

　ほかにも、初めての参加でちょっと緊張した面持ちの患者さんや奥さんが先にいらしていて数回後になって患者さん本人が一緒に参加するようになったというご夫婦などなど。この教室が散歩や外出のきっかけになっている場合もあるようです。

柏の葉料理教室の2冊目ができました

　料理教室100回開催の記念として、2013年9月に『国がん東病院レシピ』が発行されました。それから約7年後、2020年5月に第2弾として、この『国がん東病院レシピ2』を発行することができました。

　これまで料理教室に参加していただいたみなさん、がん治療でつらい副作用のため食事に悩みを抱えている日本全国の患者さんやご家族のみなさん、そして患者さんの支援者のヘルパーさんたちにお役に立てていただければ幸いです。また、お時間があるときに、柏の葉料理教室に参加していろいろお話ししてみませんか。感想もお待ちしています。それが、今後も続けていく力になりますから。

国立がん研究センター東病院　栄養管理室長
千歳はるか

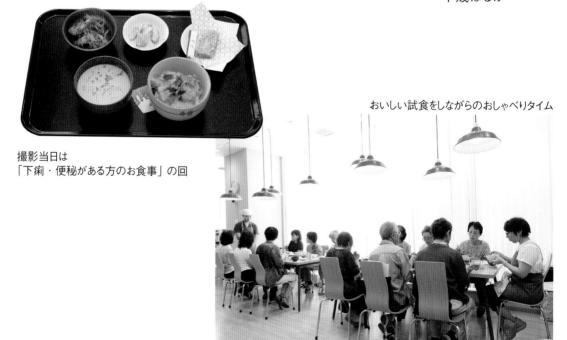

おいしい試食をしながらのおしゃべりタイム

撮影当日は
「下痢・便秘がある方のお食事」の回

柏の葉料理教室のご案内

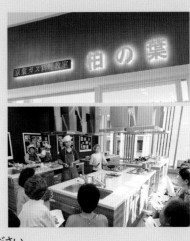

主　　催：国立がん研究センター東病院 栄養管理室

対　　象：抗がん薬・放射線療法などがん治療時の
　　　　　副作用に悩むがん患者さんとその家族

会　　場：京葉ガス料理教室 柏の葉
　　　　　（ららぽーと柏の葉 北館3階）

開催日時：原則、毎月第1・3火曜日の12〜14時
　　　　　（11時50分から受付を開始します）

参 加 費：600円（材料費）

申込方法：開催日前週の金曜日12時までに、下記までご連絡ください。
　　　　　定員になり次第受付を終了いたします。

【お問い合わせ・お申し込み】
国立がん研究センター東病院　栄養管理室

TEL：04-7134-6909 （平日9時から17時15分の間におかけください）

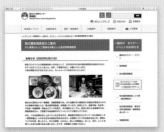

※本情報は2020年3月現在のものです。変更の可能性もありますので、下記ホームページでご確認ください。

<柏の葉料理教室のホームページ>

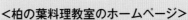
https://www.ncc.go.jp/jp/ncce/division/
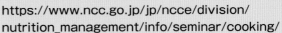
nutrition_management/info/seminar/cooking/

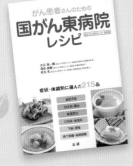

料理教室の1冊目の本「国がん東病院レシピ」も好評発売中です

お住まいの地域の書店に在庫がない場合は、インターネット販売サイトから購入ができます。また、国立がん研究センター中央病院、東病院内の売店でも常時販売しています。

法研刊

柏の葉料理教室から生まれた
がん症状別レシピ検索「CHEER！（チアー）」

https://www.ncc.go.jp/jp/ncce/CHEER/

Cancer（がん）、Help（助ける）、Eat（食べる）、Easy（簡単）、
Recipe（レシピ）をコンセプトに、がん症状別レシピ検索
「CHEER！（チアー）」ができました。がんと食事に携わる
すべての人へ、チアー（応援）を送ります。

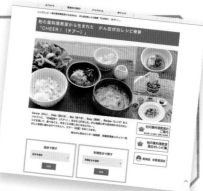

監 修

千歳 はるか（ちとせ はるか）
国立研究開発法人 国立がん研究センター東病院
栄養管理室長 管理栄養士

清水 亮吾（しみず りょうご）
国立研究開発法人 国立がん研究センター東病院
栄養管理室 管理栄養士

林　賢悟（はやし けんご）
国立研究開発法人 国立がん研究センター東病院
栄養管理室 管理栄養士

※所属・肩書は、令和2年5月現在のものです。

がん患者さんのための
国がん東病院レシピ2

令和2年5月30日　第1刷発行

発 行 者　　東島俊一
監 修 者　　千歳はるか／清水亮吾／林　賢悟
発 行 所　　株式会社 法 研
　　　　　　〒104-8104　東京都中央区銀座 1−10−1
　　　　　　電話 03（3562）3611（代表）
　　　　　　https://www.sociohealth.co.jp
編集・制作　　株式会社 研友企画出版
　　　　　　〒104-0061　東京都中央区銀座 1−9−19
　　　　　　法研銀座ビル
　　　　　　電話 03（5159）3722（出版企画部）
印刷・製本　　研友社印刷株式会社

0123

小社は（株）法研を核に「SOCIO HEALTH GROUP」を構成し、相互のネットワークにより、"社会保障及び健康に関する情報の社会的価値創造"を事業領域としています。その一環としての小社の出版事業にご注目ください。